Dimagrire Camminando

Come Perdere Peso Senza Dieta e Stare In Salute Con 10'000 Passi Al Giorno

Terza edizione – Novembre 2015

Roberta Ricci

Sommario:

Disclaimer

Io non sono un medico!

Consulta il tuo medico prima di iniziare un nuovo regime di allenamento, specialmente se hai sofferto di malattie vascolari o respiratorie in passato.

Consulta il tuo dottore se sei eccessivamente sottopeso, sovrappeso, obeso o se soffri di asma prima di cominciare a fare attività fisica, poiché potresti infortunarti.

Grazie per la collaborazione.

Introduzione

Ciao!

Grazie per aver acquistato *"Dimagrire Camminando"*!

Nelle pagine che seguono troverai informazioni, consigli e programmi di allenamento per perdere peso camminando.

In fondo, camminare è semplice, gratuito e divertente.

Sempre più persone abbandonano le loro costose palestre e decidono di dedicarsi a questa semplice attività fisica, che può far consumare molte calorie e apportare grandi benefici alla tua salute, se eseguita correttamente.

Nel lungo periodo, è come un'assicurazione sulla vita: chi cammina abitualmente si ammala meno di depressione, diabete, osteoporosi, Alzheimer, tumore (per seno, colon e prostata la prognosi è più favorevole), infarto e ictus.

Uno studio condotto dall'Università di Verona, pubblicato sul *Journal of Clinical Endocrinology and Metabolism* nel 2005, ha identificato nella camminata costante a 4 Km/h (ovvero la velocità che si tiene quando si porta a spasso il cane) la perfetta andatura in grado di sciogliere il grasso, cioè quella che consuma la maggior quantità di calorie derivante dai grassi.

Che camminare abbia un benefico effetto sul sistema cardiocircolatorio è confermato anche da una ricerca effettuata dal *Brigham and Women's Hospital* di Boston, la quale evidenzia una stretta correlazione tra movimento fisico e circolazione cardiaca.

Lo studio, della durata di sei anni, ha monitorato l'attività fisica e lo stato di salute di 74.000 donne americane tra i 50 e i 79 anni e, in sintesi, ha evidenziato che l'abitudine di stare seduti ogni giorno per diverse ore è già di per sé un fattore di rischio importante per quanto riguarda l'infarto o l'ictus. Per ridurre la percentuale di rischio è necessario muoversi: è stato dimostrato che camminare per almeno due ore e mezzo ogni settimana (circa 30.000 passi) riduce il pericolo di cardiopatie e ictus di quasi un terzo.

Un'influenza altrettanto positiva è quella che si riscontra a livello del sistema nervoso simpatico: camminare con costanza abbassa la pressione e il ritmo del battito cardiaco, allontanando un altro disturbo molto diffuso, l'ipertensione arteriosa. Essa è responsabile del lento logorio delle arterie e della predisposizione a episodi anginosi, infarto miocardico e ischemie cerebrali.

In questa guida ti consiglierò i miei programmi di allenamento preferiti, le scarpe e l'abbigliamento perfetti per camminare, la mentalità giusta per continuare ad ottenere risultati costanti, la più efficace alimentazione da tenere, e molto altro.

Leggi questa guida e metti in pratica fin da oggi ciò che imparerai. Camminare può davvero cambiare le tue giornate e dirigere la tua vita per il verso giusto.

Grazie ancora per la tua fiducia!

P.S.: hai mai dato un'occhiata al tuo frigorifero?

Ho appena finito di scrivere una piccola guida in cui ti mostro 11 cibi considerati "salutari", ma che in realtà sono da evitare assolutamente se vuoi perdere peso e tornare in forma. Puoi scaricarla **GRATIS** aprendo la fotocamera del tuo smartphone e inquadrando il seguente "codice QR"; clicca sulla notifica in alto sullo schermo e potrai scaricarla in un secondo.

Capitolo 1 - I Benefici Del Camminare

Sapevi che camminare può migliorare la tua salute aiutandoti a perdere peso, eliminare il rischio di problemi cardiaci, osteoporosi e diabete mellito di tipo due?

Può anche aiutarti a combattere la depressione e a gestire lo stress, facendoti dormire meglio.

Per ottenere questi grandiosi risultati, tutto ciò di cui hai bisogno sono 30 minuti di esercizio fisico di medio livello. Una camminata a ritmo sostenuto è uno dei migliori esercizi di media intensità!

Basta infatti una mezz'ora al giorno per garantirsi una lunga lista di benefici. Nell'immediato, l'umore migliora (vengono rilasciate le endorfine, famose per la loro funzione antistress), il metabolismo viene accelerato, la pressione cala e la circolazione si riattiva grazie al movimento delle gambe, il quale stimola la compressione dei cuscinetti venosi sotto la pianta del piede, aiutando il sangue a risalire verso il cuore e contrastando eventuali ristagni, vene varicose e gonfiori.

Camminare è uno dei modi più economici e semplici per fare esercizio fisico. Non ha un impatto stressante sul sistema nervoso e sui muscoli, non richiede alcun tipo di equipaggiamento specifico e può essere fatto in qualunque momento della giornata. Puoi camminare al tuo ritmo, senza doverti preoccupare dei possibili danni che esercizi più pesanti possono causare al tuo fisico.

I 30 minuti di camminata possono essere suddivisi in intervalli più brevi, di 10 minuti ciascuno. Puoi considerare l'aggiunta di altre strategie, come per esempio prendere le scale al posto dell'ascensore, portare i tuoi figli a scuola a piedi, scendere dal bus due fermate prima, parcheggiare la tua auto in un luogo distante e poi raggiungere la tua meta a piedi, ecc...

Ora, eccoti una lista dettagliata dei benefici che apporterai alla tua salute se sceglierai di praticare questo esercizio fisico.

Un cuore più sano: camminare abbassa il tuo livello di colesterolo, rafforza il tuo cuore, i tuoi polmoni e i tuoi muscoli. Camminando, la frequenza del tuo battito cardiaco aumenta, permettendo al sangue di circolare attraverso tutto il corpo. Ti aiuterà a bruciare calorie e a ridurre il grasso corporeo.

Camminare aiuta a prevenire ipertensione e diabete: camminare regolarmente regola la pressione sanguigna, prevenendo disturbi cardiaci e insufficienza renale.

Una camminata di 15 minuti dopo ogni pasto è favorevole al livello di zuccheri nel sangue quanto una di 45 minuti. Questa breve camminata migliorerà la tua sensibilità all'insulina.

Non avrai bisogno di andare in palestra: se cammini regolarmente ogni giorno, non avrai bisogno di spendere soldi iscrivendoti in una palestra o in un centro fitness. Una camminata a ritmo sostenuto sarà un piacevole sostituto del tuo costoso abbonamento!

Diminuisce il rischio di cancro: camminare migliora la tua circolazione sanguigna, portando energia e nutrienti in tutto il tuo corpo.

Aiuta contro gli aborti spontanei: camminare durante la gravidanza ti aiuterà ad essere meno stanca, perdere peso più velocemente e prevenire aborti spontanei, riducendo le fluttuazioni ormonali, che sono la causa delle contrazioni uterine.

Camminare è ottimo per la tua salute sessuale: varie ricerche hanno dimostrato che camminare migliora la tua performance a letto e inoltre fa diminuire il rischio di impotenza.

Fa ringiovanire la mente: una camminata a ritmo sostenuto ridurrà il tuo stress e la tua ansia, combattendo la depressione e facendo iniziare la tua giornata in un modo energico e positivo. A tale scopo, l'ideale sarebbe alzarsi presto e fare una camminata prima di colazione: nonostante l'apparenza, non si tratta di un'abitudine difficile da mantenere, grazie ai consigli e alle strategie che troverai in un capitolo successivo.

Ti aiuta a gestire quei chili di troppo: se assocerai alle tue camminate anche una buona dieta, brucerai molte calorie. Se camminerai dai 30 ai 45 minuti ogni giorno, una vita snella non sarà più solo un sogno.

Migliora le performance del tuo cervello: camminando, porterai più ossigeno al cervello, stimolando il flusso di sangue. Il risultato sarà una mente più rapida ed energica. È stato dimostrato che camminare aiuta anche soggetti affetti da Alzheimer.

Ossa più forti e un equilibrio migliore: camminare migliorerà la salute delle tue ossa, la tua postura e il tuo equilibrio, oltre che la resistenza dei tuoi muscoli.

Ti farà vivere più a lungo: una camminata giornaliera di 30 minuti aumenterà la tua vita di qualche anno. Ti manterrà giovane poiché ritarderà l'incidenza di malattie come l'osteoartrosi.

Ora che sai cosa ti aspetterà, non tuffarti a capofitto in questo piano di allenamento! Parti con calma e aumenta gradualmente: la via per la salute non è uno sprint, ma una maratona.

Tieni a mente, però, che per ottenere grandi risultati dovrai camminare a un ritmo sostenuto: non si tratta di una passeggiata leggera. Quindi dacci dentro, ma senza esagerare!

Con il tempo, potrai farlo diventare un'abitudine, potrai variare e aggiungere originalità ai tuoi allenamenti, potrai persino creare un gruppo con cui camminare insieme. Ho cercato di fornirti tutte le informazioni di cui potresti aver bisogno e tutte le strategie che ho imparato nel corso degli anni con la mia personale esperienza di dimagrimento. Sfrutta al massimo tutti i consigli che troverai nelle prossime pagine e non arrenderti mai!

Capitolo 2 - Quali Scarpe, Abbigliamento ed Accessori Scegliere?

Oltre ad apportare numerosi benefici, camminare richiede alcune regole da seguire. Delle scarpe adatte a camminare sono un investimento necessario, e scegliere un comodo modello è un aspetto importante per poterti godere al massimo le tue sessioni di allenamento.

Delle scarpe appropriate ti aiuteranno a mantenere l'equilibrio e daranno supporto ai tuoi piedi. Ogni movimento del piede, infatti, comporta un impatto su tutto il resto del corpo. Se c'è uno squilibrio alla base del corpo, cioè il piede, allora questo squilibrio verrà trasmesso lungo la struttura scheletrica. Spesso non ci si rende conto che alcuni dolori al collo, alle spalle o alla testa possono derivare da un problema alla base del corpo.

Se l'equilibrio naturale del tuo corpo è compromesso, esso cercherà di compensare ridistribuendo il peso corporeo in altre zone. Ciò può cambiare la postura naturale della tua spina dorsale e alterare il modo in cui cammini, causando mal di schiena, dolori muscolari e articolari.

Inoltre, quando cammini con delle scarpe comode, massimizzi la tua velocità e la tua resistenza. D'altronde, nessuno potrebbe divertirsi camminando con delle scarpe scomode!

Esistono sul mercato mondiale scarpe appositamente create per il "*walking*", prodotte da quasi tutte le maggiori case di calzature sportive. Negli ultimi tempi, grazie al crescere di questa moda/movimento, le proposte continuano a crescere in numero maggiore rispetto al passato.

Ecco le caratteristiche della tua scarpa ideale.

Flessibilità: il tuo piede si flette mentre cammini. Una suola rigida combatterà contro il tuo piede, ogni passo che farai.

11

Quindi, dovresti essere in grado di piegare e flettere la scarpa stessa con le mani. Prova a farlo: cerca di flettere la punta della scarpa verso l'alto e controlla il suo grado di flessibilità.

Tacco piatto: poiché camminando appoggerai prima il tallone a ogni passo, è preferibile indossare una scarpa con un tacco piatto per allenarsi con il massimo comfort.

Adattabilità: dovrebbe essere la scarpa ad adattarsi alla forma del tuo piede, non il contrario. Devi scegliere un paio di scarpe che si adattino al meglio al tuo arco plantare. Vi sono tre categorie di archi: alto, basso e neutro. Se possiedi un arco alto, allora dovresti procurarti un paio di scarpe ben ammortizzate per compensare la scarsa capacità del tuo piede di assorbire gli urti. Se ne possiedi uno basso, cerca delle scarpe che apportino maggiore stabilità. Se invece il tuo arco è neutro, cerca scarpe con un'intersuola rigida.

La tendenza del piede a ruotare verso l'interno camminando o correndo prende il nome di "pronazione". Si tratta di un movimento naturale che aiuta l'estremità delle gambe ad assorbire gli urti: è la rotazione che il piede compie verso l'interno subito dopo aver stabilito il contatto con la terra.

I diversi gradi di pronazione sono legati al tipo di arco plantare: alcune persone presentano una pronazione maggiore (detta iperpronazione) o minore (detta supinazione) rispetto agli altri.

L'arco plantare si distingue dall'altezza della curvatura che la pianta del piede ha rispetto alla base di appoggio. Se il piede ha un arco molto basso (piede piatto), camminando entra in gioco il fenomeno dell'iperpronazione: il piede ruota eccessivamente verso l'interno, o ruota in un momento in cui non dovrebbe. Se invece l'arco è alto, camminando si verificherà la supinazione: il piede non prona a sufficienza, con conseguente trasmissione di urti alla parte inferiore della gamba. Se l'arcatura è invece media (normale), anche la pronazione sarà normale.

Riassumendo, si ha un'iperpronazione quando il piede ruota eccessivamente verso l'interno durante il ciclo di deambulazione;

si ha invece una supinazione quando il piede non ruota abbastanza verso l'interno nel ciclo di deambulazione.

Per scoprire che tipo di arcatura possiedi, sottoponiti a questo semplice test.

Riempi una bacinella di acqua e vicino ad essa appoggia a terra della carta assorbente (è importante che sia di colore scuro, non chiaro: per esempio puoi usare un sacchetto per il pane o per la frutta e la verdura).

Entra con entrambi i piedi nella bacinella e poi appoggiali sulla carta.

Ora togli i piedi dalla carta e osserva le impronte lasciate.

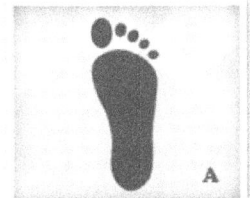 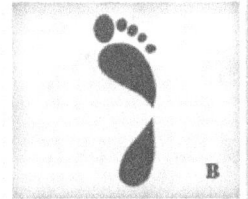 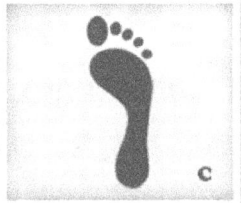

Se la tua impronta assomiglia a quella della figura A, con una curvatura interna poco accentuata o del tutto assente, allora il tuo arco plantare è basso e sei probabilmente un soggetto iperpronatore. In questo caso l'arco del piede collassa troppo verso l'interno, con un probabile rischio di lesioni. E' indispensabile usare in questo caso scarpe stabili con un'intersuola di supporto a doppia densità all'interno, così da ridurre il fenomeno della pronazione. A seconda del grado di iperpronazione vi sono modelli di adeguata densità e stabilità.

Se invece la curvatura interna è molto accentuata, allora l'arco è molto alto, come nella figura B (soggetto supinatore). Questa situazione durante la camminata può causare fastidiose scosse alle gambe poiché l'arco non collassa sufficientemente per

13

assorbire gli urti. Per questa tipologia di piede sono adatte scarpe neutre oppure ammortizzate con suola morbida per incoraggiare la pronazione. E' importantissimo che l'individuo supinatore non utilizzi scarpe con dispositivi di stabilità per la riduzione e per il controllo della pronazione, cosa che porterebbe con molta probabilità a ripercussioni negative e traumi alle articolazioni.

Nella figura C è raffigurato un arco plantare normale (lieve curvatura verso l'interno, non troppo accentuata, soggetto pronatore). Contrariamente a quanto si pensa, essere pronatori significa camminare e correre bene. Camminando, l'arco del piede collassa verso l'interno assorbendo bene gli urti. Un normale pronatore può indossare qualsiasi tipo di scarpa, anche se in questo caso risulta più adatta una scarpa stabile che fornisca una moderata stabilità mediale. I camminatori leggeri con una normale pronazione non necessitano di particolari accorgimenti per quanto riguarda il controllo della stabilità, quindi una scarpa neutra è la scelta migliore anche dal punto di vista della performance, essendo senza dubbio più leggera rispetto a tutti gli altri modelli.

Quali differenze ci sono tra una scarpa da *running* (corsa) e una da *walking* (camminata)?

La tomaia, ossia la parte superiore che riveste il piede, è ottimale sia in un modello che nell'altro. È comunque meglio scegliere una tomaia in tessuto traspirante così da permettere una maggiore aerazione del piede.

È la suola a presentare invece le maggiori differenze, le quali derivano dallo studio dei due diversi movimenti: quello del cammino e quello della corsa. Innanzitutto il tacco, nelle scarpe da walking, ha una maggiore smussatura che permette un comodo e migliore impatto col tallone a terra e per facilitare la creazione di un angolo più accentuato tra il piede e il terreno.

Se poi noterai bene vedrai che le scarpe presentano sulla suola, in senso orizzontale alla stessa, delle scanalature o tagli per facilitare la flessione della scarpa. Nella scarpa da running questi tagli sono messi ad una distanza maggiore uno dall'altro, soprattutto nella fase finale verso la punta, rispetto a una scarpa per il walking, i cui tagli vanno avvicinandosi man mano che ci si avvicina alla punta. Questo perché nel cammino è necessario sfruttare il più a lungo possibile la spinta, fino a lasciare il terreno solo quando si è arrivati all'estremità delle dita.

Un terzo aspetto molto importante è la composizione del battistrada, ovvero la gomma a contatto con il terreno. Questa deve essere particolarmente resistente all'abrasione per una scarpa da walking, tant'è che usando una scarpa da running per camminare in modo sportivo e vigoroso il consumo del battistrada sarà decisamente più rapido che non in una scarpa appositamente studiata per il walking.

Per chi intende camminare velocemente, sarebbe ideale utilizzare una scarpa da marcia (quelle per la disciplina olimpica), ma ormai questi tipi di scarpe sono quasi introvabili sul mercato. Potrai perciò ovviare orientandoti sul modello più leggero della collezione da *walking* del marchio che avrai scelto, facendo anche attenzione che l'altezza della suola non sia eccessiva e che la consistenza della gomma che la compone sia più dura (tecnicamente si dice "una scarpa più secca") perché ciò facilita una maggiore dinamicità nella camminata.

Quest'ultimo accorgimento è però da ritenere valido e importante per chi solitamente raggiunge velocità prossime ai 10 Km/h.

Per il resto le principali caratteristiche tecniche di costruzione, con tutte le tecnologie migliori che le case produttrici utilizzano per migliorare il comfort, la stabilità del piede, la correzione dei difetti di appoggio, vanno bene e sono generalmente presenti sia nelle scarpe da running che nei modelli da walking.

In ogni caso, non c'è scarpa paragonabile al piede nudo. A casa o in spiaggia, approfitta per camminare come mamma ci ha fatto. Occhio però a infezioni, come micosi e verruche, e ferite!

L'abbigliamento ideale

Diverse sono le teorie sul come vestirsi per l'attività del cammino. Il consiglio generale è quello di scegliere un abbigliamento comodo e confortevole sia che si effettuino camminate impegnative o meno.

Si consiglia sempre quindi un abbigliamento sportivo, tuta o maglia e pantaloncini, anche nel caso di allenamenti di minore intensità. In questo modo sarà molto più facile che la seduta di cammino diventi più intensa ed energica, mentre se decidi di uscire con un abbigliamento "civile", per esempio in jeans, sari naturalmente portato a ridurre la seduta ad una semplice passeggiata, molto meno utile dal punto di vista del benessere e della salute.

Per chi si cimenta in un'attività più sportiva, camminando velocemente, tutto quello che è l'abbigliamento tecnico creato appositamente per la corsa va benissimo.

I tessuti acrilici di nuova generazione, studiati per non trattenere il sudore a contatto con la pelle, per riscaldare quando la stagione lo richiede, pur essendo molto leggeri, oppure molto traspiranti per le stagioni calde, sono l'ideale.

I tessuti naturali, certamente molto buoni per la pelle (cotone e lana ad esempio), hanno però la caratteristica di assorbire il sudore che rimane così costantemente a contatto con la pelle, finendo per asciugarsi anche addosso nelle lunghe sessioni o creando problemi in caso di eventuali cambi di clima e temperatura durante l'uscita: passaggio da un sole splendente a un cielo nuvoloso, clima ventoso, zone di ombra e via dicendo. Anche nelle forme di camminata più sportive, un abbigliamento con tagli e caratteristiche meno agonistico-sportive è una valida scelta.

Pertanto maglie, tute, felpe, eccetera, con tessuti tecnici propri dell'abbigliamento da running vanno generalmente bene, mentre è possibile optare per un pantaloncino corto o un pantalone lungo con delle tasche per poter mettere eventualmente le chiavi dell'auto, se si è raggiunto il percorso in macchina, oppure qualche integratore, dei soldi...

Essendo l'andatura del cammino meno ballonzolante rispetto a quella della corsa tutto questo non creerà alcun problema o fastidio e faciliterà l'organizzazione della tua sessione di allenamento. L'importante è coprire la testa con un cappellino: per evitare problemi di sinusiti o emicranie e riparare l'atleta dal freddo in inverno; d'estate, invece, per ripararsi dal sole. Il colore del cappellino non ha un'importanza determinante anche se per le giornate estive con forte sole dovrebbe essere preferibilmente bianco, in tessuto leggero e abbastanza largo e comodo, non stretto. Per chi soffre il freddo alle mani d'inverno è possibile utilizzare anche i guanti. Siccome col procedere della camminata il nostro corpo si scalda gradualmente, sono consigliati guanti tecnici da running che magari risulteranno un po' sottili alla partenza, ma poi daranno maggior comfort.

In seguito troverai un capitolo interamente dedicato alle differenze tra le varie stagioni, anche per quanto riguarda l'abbigliamento.

Insomma, ricapitolando dovresti indossare qualsiasi cosa sia comoda per te. Tieni a mente che dovresti vestirti in base al clima. In inverno, è meglio vestirsi a strati.

Scegli l'abbigliamento in base al livello di sforzo che intendi raggiungere: se non vuoi camminare in modo aggressivo e sudare molto, allora una maglietta e dei pantaloncini vanno benissimo. Ma se intendi darci dentro, prova ad indossare magliette di polipropilene.

Accessori utili

Se camminare è già o diventerà presto una passione, è possibile che anche le esigenze di strumenti di misurazione delle tue prestazioni aumentino. Esistono diversi strumenti utili ed interessanti per chi si dedica con impegno all'attività del cammino.

Il principale, che si consiglia di utilizzare anche ai principianti, e che ha anche una valenza di carattere salutistico e preventivo, è il cardiofrequenzimetro. Si tratta di un misuratore della frequenza cardiaca: un apparecchio che misura il nostro battito cardiaco attraverso un rilevatore/trasmettitore posto in una fascia da applicare sul torace all'altezza del cuore, che invia ad un terminale, generalmente un orologio, i dati rilevati. Questo strumento – ve ne sono in commercio di diverse marche e caratteristiche – è molto utile per tenersi sotto controllo in ogni momento ma anche per indirizzare nel giusto modo il proprio allenamento, come ti mostrerò in seguito.

La sua utilità è degna di nota per persone con problemi di salute che devono attenersi a sforzi limitati, ma è importante anche per chi desidera non superare certe soglie d'impegno o per chi invece desidera programmare l'allenamento in modo più scientifico, adeguando l'intensità dell'allenamento ai propri battiti cardiaci. Un cardiofrequenzimetro di livello base ha oggi dei prezzi del tutto accessibili ed è quindi alla portata di chiunque.

Un altro strumento tipico di chi pratica il cammino è il contapassi. Esso può essere di grande aiuto se deciderai di intraprendere la sfida (o l'abitudine!) dei 10'000 passi. Questo strumento, basandosi sul conteggio dei passi, traduce gli stessi in misurazione della distanza chilometrica coperta. È molto semplice da usare ma, specie se si cammina in modo energico e veloce, non sempre è così attendibile nel risultato finale.

Molto più precisi sono invece i misuratori satellitari. Si tratta di apparecchi dalla forma pressoché simile ad un orologio che collegandosi con un satellite permettono di essere seguiti nel percorso effettuato ed ottenere una serie di dati molto utili (viene utilizzata la tecnologia GPS, la stessa dei navigatori satellitari). In genere questi strumenti forniscono diverse informazioni, come per esempio la misurazione della distanza percorsa, la velocità alla quale si procede, data sia in tempo reale che come media generale, e funzionano anche come cronometro ed indicatore delle calorie consumate. Alcuni apparecchi di nuova generazione sono forniti anche di cardiofrequenzimetro e permettono così di avere in un solo strumento tutte le funzioni necessarie per tenere sotto controllo la propria attività. Possono inoltre riprodurre la cartina del percorso effettuato, stamparla, o ripercorrerla con una guida vocale. Il costo di questi strumenti, soprattutto se completi di tutto, è ancora abbastanza alto ma, come tutti gli apparecchi elettronici, sta diventando sempre più alla portata di tutte le tasche.

Se ti stai avvicinando per la prima volta a questa attività, ti consiglio l'acquisto di un pedometro, oppure se non ti dispiace camminare con il tuo telefono cellulare, puoi usare delle applicazioni per smartphone che ti aiuteranno a contare i passi, quali iTreadmill, My Weight Loss Coach e iSteps.

Capitolo 3 - Come Rimanere Fedeli Al Programma d'Allenamento

Ora conosci i grandi benefici che camminare può portare nella tua vita.

Ma devi anche sapere che circa il 50% delle persone abbandona il proprio programma di allenamento entro i primi sei mesi.

Per questo motivo, è importante trovare delle strategie per avere la certezza di rimanere fedeli al programma, allenandosi con costanza e senza cedere alle prime tentazioni, che non mancheranno di arrivare.

Rendilo divertente e divertiti: le probabilità di continuare questo percorso aumentano moltissimo se provi piacere nel farlo. Condividi le tue camminate con un compagno o una compagna, divertitevi assieme. Oppure puoi ascoltare musica o audio-libri mentre cammini. Io adoro camminare al mattino presto, prima di colazione, ascoltando un buon libro attraverso le cuffie: se imparerai ad unire l'utile al dilettevole, prenderai due piccioni con una fava.

La programmazione è importante: cerca di ritagliare un po' di tempo nella tua giornata per camminare, ogni giorno, allo stesso orario. Dovresti scegliere un orario comodo per te e che comporti poche distrazioni. Prepara i tuoi vestiti la notte precedente. Ogni tanto, non ti sentirai pronto per allenarti quel giorno: è normale, capita! Cerca di fare comunque un breve e leggero allenamento. Spesso, dopo che ti sei preparato e riscaldato, ti tornerà la voglia. Se un giorno non riesci ad allenarti, accetta la situazione e perdonati! Rivaluta la tua strategia e sistema il tuo piano. Dopodiché, scrivi su un pezzo di carta che tornerai ad allenarti.

È necessario variare: cambia ogni giorno il tuo percorso per rendere i tuoi allenamenti originali e interessanti. Se la routine è sempre la stessa, ti stancherai molto presto!

Definisci e scrivi i tuoi obiettivi: metti per iscritto su un diario personale o su un foglio (che però non devi perdere) i tuoi obiettivi settimanali e mensili. Scrivili e VIVILI. Prova le emozioni che proveresti se li avessi già raggiunti in questo preciso momento. Devi vedere la versione di te stesso che ha raggiunto l'obiettivo ed ora è orgoglioso e felice. Puoi attaccare queste "emozioni" ovunque: sul frigorifero, vicino al letto, sulla scrivania. Sarà fantastico leggere sul frigorifero un giorno: *"Mi sento così fiero di aver camminato 5 km questa mattina. Mi sento benissimo ed energico! Ora porto i miei figli a scuola e completo i miei 10000 passi. Ogni passo che compio è una gioia sempre più grande!".*

Intensifica il tuo programma di allenamento: aumenta gradualmente la frequenza e l'intensità delle tue camminate. Se hai iniziato camminando 20 minuti al giorno, perché non passare a 40 minuti dopo due settimane? Oppure, potresti fare 20 minuti a ritmo sostenuto e 20 minuti a ritmo leggero. Un aumento di 500-1000 passi ogni giorno ti condurrà verso i tuoi obiettivi più velocemente di quanto pensassi. Incrementa l'efficacia dei tuoi allenamenti ogni settimana e continua a proporti nuove sfide! L'allenamento (e in questo caso, la camminata) non è una scienza esatta: hai piena libertà di testare nuovi metodi e trovare quello che funziona per te.

Monitora i tuoi progressi: tieni un diario e registra le tue attività giornaliere. Mantieni un preciso elenco dei passi e delle strategie che hai utilizzato. Potresti anche menzionare il cibo che hai mangiato: le calorie consumate, il numero di pasti, ecc..

Considera di investire in un pedometro o in un'applicazione per il tuo smartphone che può aiutarti a tenere traccia dei tuoi allenamenti .

Concediti delle ricompense: quando ottieni i risultati che desideravi o superi uno dei tuoi obiettivi, concediti una ricompensa. Questo è uno dei migliori metodi per avere successo a lungo termine, poiché continuerai ad alimentare la tua motivazione a raggiungere un obiettivo dopo l'altro! Dopo aver festeggiato l'obiettivo raggiunto, metti per iscritto il prossimo. (Vietato concedersi kili di cibo spazzatura!)

Niente scuse! Ritaglia almeno 30 minuti dalla tua giornata: pensa che ogni giorno ne hai a disposizione ben 1440!

Capitolo 4 - 10'000 Passi Al Giorno Per Perdere Peso

Lo stile di vita sedentario è la causa dei tuoi bassi livelli di energia, della tua fatica cronica e del tuo aumento di peso. Quella sedia su cui passi gran parte delle tue giornate è la migliora amica dell'obesità, dell'ipertensione e dei disturbi cardiaci.

Come spiega Lucy Knight, autrice di "Camminare per dimagrire", *"...come tutte le attività fisiche sostenute, la camminata spinge il metabolismo a bruciare calorie e a convertire i carboidrati, i grassi e le proteine in energia piuttosto che riserva adiposa"*. Detto semplicemente, il nostro peso corporeo dipende essenzialmente dal rapporto fra calorie consumate e quelle bruciate. Un aumento di peso risulta quasi sempre dallo squilibrio di questa equazione. Se invece bruci più calorie (grazie ad un esercizio fisico appropriato) di quante ne consumi, dovresti dimagrire rapidamente.

Spesso viene trascurato un altro principio fondamentale: più aumenta la massa muscolare del corpo, maggiore sarà la quantità di calorie bruciate! Più la quantità di questa massa è maggiore rispetto alle riserve adipose, più sarà elevato il metabolismo basale (ovvero la quantità minima di energia di cui ha bisogno ogni giorno l'organismo). I muscoli, insomma, bruciano più calorie rispetto al grasso: ecco perché per dimagrire è importante sviluppare anche la muscolatura!

Il semplice metodo che ti propongo potrà risolvere questo problema: ti basterà contare 10'000 passi ogni giorno.

Alcune ricerche hanno dimostrato che le persone che contano i propri passi rimangono più motivate nel corso del tempo e ottengono più facilmente i propri obiettivi.

Ogni passo che farai contribuirà alla somma finale: ti sentirai più motivato a camminare ogniqualvolta ne avrai l'occasione!

All'inizio dovrai sforzarti per camminare un po' più del solito; ma ben presto, considerare ogni passo come parte di un programma più vasto diventerà la tua seconda natura.

Per esempio, prendi le scale al posto degli ascensori o delle scale mobili; cammina dov'è possibile farlo invece di usare un'auto o prendere un taxi o un autobus. Cerca sempre di camminare invece di usare i trasporti se vai o torni da lavoro, vai a una riunione in un altro ufficio o fai delle consegne.

Incontra la gente faccia a faccia nei loro uffici o scrivanie, invece di mandare un'e-mail o telefonare.

Dopo 45 minuti di lavoro al computer, fai una pausa di 5 minuti camminando nell'ufficio oppure alzati dalla sedia e usala per fare un po' di stretching, spostala spingendola per il tuo ufficio per fare qualche passo in più e cerca di stare in piedi invece di sederti, spostando il tuo peso da un lato all'altro per mantenerti in movimento.

Lava i piatti a mano invece di usare la lavastoviglie. Mentre lo fai, fai dei passi laterali per mantenerti sempre in movimento.

Fai le faccende domestiche. Invece di vederle solo come noiosi e faticosi lavori di casa, pensa ai passi in più! Un gran bel modo di pulire la casa e mantenerti in forma allo stesso tempo.

Tutte queste attività contribuiranno al raggiungimento di quota 10'000, il numero perfetto secondo la SIO, Società Italiana dell'Obesità.

Essa ha individuato in questa attività fisica, svolta per almeno mezz'ora al giorno, la più semplice soluzione per combattere il sovrappeso. La stessa raccomandazione viene dall'OMS, l'Organizzazione Mondiale della Sanità: per migliorare la salute basta un'ora al giorno di cammino anche non continuativo, proprio 10.000 passi o più. E poiché un sedentario fa mediamente (senza neanche accorgersene, si potrebbe dire) 5000 passi al giorno, ecco che il Ministero della Salute, sul suo sito, invita ad aggiungerne almeno altri 2000.

Oltre a bruciare calorie e grasso corporeo, ciò ti aiuterà a ridurre lo stress, dormire meglio e stare in buon umore: è un grande e unico effetto a catena.

Per ottenere il meglio da questa attività fisica gratuita e divertente, tutto ciò che devi fare è concentrarti sul ritmo e sulla tecnica dei tuoi passi. Devi prestare attenzione all'esecuzione dell'esercizio e alla velocità; se lo farai per qualche settimana, ti assicuro che inizierai a notare una grande differenza sulla bilancia e nella facilità con cui riuscirai a indossare quei pantaloni che sono sempre stati troppo stretti.

Ricordati questi consigli per camminare sempre con la giusta tecnica, cioè quella che ti permetterà di massimizzare i risultati del tuo allenamento.

Non fare passi troppo lunghi, concentrati sul tallone. I passi corti sono più efficaci; ricorda di atterrare sul tuo tallone e proseguire spingendolo all'indietro con una spinta.

Fai oscillare le braccia. Quando lo fai, cammini più velocemente e consumi più calorie; non tenere le braccia ferme a peso morto, ma piega i tuoi gomiti a circa 90 gradi e accompagna il movimento delle gambe.

Tieni la testa alta, il petto in fuori e le scapole retratte. Per mantenere una postura corretta, prova a pensare di portare le spalle indietro, e poi unirle.

Contrai i tuoi addominali. Facendo questo, non solo tonificherai i tuoi muscoli addominali, ma darai un supporto alla tua spina dorsale.

Contrai i glutei. Per consumare più calorie e per mantenere una postura corretta, contrai i tuoi glutei. Più muscoli contrai, maggiori saranno le calorie bruciate.

Se sei stanco/a, prova ad allenarti ad intervalli. Raggiungi il tuo ritmo, cammina velocemente per un certo lasso di tempo e poi rallenta, camminando più lentamente per un intervallo.

Dopodiché ripeti. In questo modo brucerai molte calorie senza compromettere la tecnica a causa della stanchezza.

Sia che tu decida di contare semplicemente diecimila passi al giorno o di allenarti in un'unica sessione, giorno dopo giorno, se ti allenerai con costanza, inizierai a notare dei miglioramenti.

Questo risultato è frutto di adattamenti che avvengono progressivamente e lentamente. I miglioramenti avvengono pertanto grazie alla costanza del lavoro e non con sporadici, anche se duri, allenamenti.

Se si eccede con sforzi eccessivi sopravvalutando la capacità di adattamento del nostro corpo, si va incontro ad affaticamento e lesioni e si riduce la possibilità di migliorare.

Dovresti invece alternare le intensità del lavoro permettendo al fisico di adattarsi a sollecitazioni intense durante i momenti di recupero. Per questo motivo, assume molta importanza non incrementare in modo troppo deciso l'intensità dei tuoi allenamenti, perché solo con un graduale adattamento agli stimoli allenanti i tuoi miglioramenti saranno duraturi.

Ricordati che migliorerai grazie alla sessione di riposo, non grazie a quella di allenamento! Durante quest'ultima, il tuo corpo riceverà i giusti stimoli per accelerare il metabolismo e bruciare calorie; ma è grazie alle otto ore di sonno (come consigliano gli esperti) e ai cibi con cui lo nutrirai, che il tuo corpo potrà rendere reali e concreti tali miglioramenti.

Il recupero è di grande importanza perché sarebbe impossibile allenarsi sempre con grande intensità e senza interruzioni. L'organismo umano ha la necessità di "metabolizzare" gli stimoli a cui viene sottoposto, pertanto necessita di un periodo di tempo durante il quale riadattare i propri livelli agli stimoli allenanti ricevuti.

Devi imparare a riconoscere i segnali che il tuo corpo cerca di farti notare: dolori muscolari, difficoltà respiratorie, difficoltà a prendere sonno, eccetera. Se riconosci un segnale "negativo", allora è arrivato il momento di concedere al tuo corpo una pausa:

riposati completamente e vedrai che tornerai più forte e in forma di prima.

L'intensità della camminata, e di conseguenza l'impegno al quale viene sottoposto il corpo durante l'allenamento, è ben indicato attraverso la frequenza cardiaca. In base alla frequenza cardiaca utilizzata durante l'allenamento è possibile determinare i diversi tipi di lavoro da effettuare: a frequenza lenta, media o veloce.

Il battito cardiaco può essere misurato attraverso specifici strumenti come ad esempio il cardiofrequenzimetro, come detto in precedenza.

Se ti alleni in compagnia, inizialmente si possono usare metodi più empirici come quello del controllo della respirazione attraverso la conversazione. Se stai camminando così velocemente da non essere in grado di sostenere normalmente una conversazione, questo è un segnale per rallentare. Se la conversazione non è fluida ma sostenibile, si possono fare lavori non eccessivamente prolungati. Se la conversazione è invece fluida e tranquilla il ritmo che si sta tenendo permette di lavorare a lungo. Come detto in precedenza, per migliorare il "fiato" è necessario allenarsi frequentemente e con costanza!

Capitolo 5 - Camminare All'Aperto o Sul Tapis Roulant?

Camminare al chiuso su un tapis roulant oppure uscire, respirando un po' d'aria fresca?

Il tuo obiettivo principale è di bruciare grasso corporeo, perdere peso e stare in forma. Quale di queste due opzioni ti consentirà di raggiungerlo più velocemente?

Ecco una serie di vantaggi e svantaggi per entrambe le varianti che potresti scegliere.

La superficie. Quando cammini su un tappeto, stai camminando su una superficie liscia e piatta. Le tue ginocchia vengono stressate molto meno, ma ciò non darà imprevedibilità e sfida ai tuoi muscoli e al tuo allenamento in generale. Correndo all'aperto, invece, troverai un costante cambiamento del terreno e delle superfici. Se corri sul cemento, però, ciò potrebbe stressare eccessivamente le tue ginocchia.

Il clima. Niente sole accecante, niente pioggia, niente neve, niente vento: ecco i benefici di correre su un tappeto. Ma se intendi correre durante una giornata con un sole splendente, un cielo limpido e un'aria fresca e frizzante, perché stare al chiuso? Sfrutta il clima favorevole e corri all'aperto: il contatto con la luce solare farà produrre la tua dose giornaliera di vitamina D al tuo corpo. Se piove o nevica e decidi di correre all'aperto, presta sempre attenzione ai possibili infortuni: la salute e la sicurezza vengono prima di tutto.

Il fattore del feedback. Se intendi perdere peso e vuoi sapere esattamente quante calorie hai bruciato, allora il tappeto può darti una mano. Puoi infatti visualizzare tutte le statistiche di cui hai bisogno, compresi i dati sulla velocità, il tempo, le calorie bruciate, qualunque cosa stia accadendo al tuo corpo. Se i numeri ti spaventano e bruciare 300 calorie ti sembra un obiettivo irraggiungibile, allora corri all'aperto: senza pensarci, le avrai bruciate in men che non si dica. Se vuoi godere dei vantaggi di entrambi i mondi, puoi comprare degli strumenti economici come i pedometri: così potrai correre all'aperto e scegliere i percorsi che più ti aggradano, senza rinunciare alla visualizzazione delle tue statistiche.

Il divertimento. I tappeti possono essere molto noiosi. Puoi mantenere alto il "fattore divertimento" ascoltando musica o guardando la TV, cambiando le modalità di percorrenza, per esempio l'inclinazione, la velocità, ecc. Camminare all'aperto è il massimo per quanto riguarda il divertimento: puoi respirare aria fresca, incontrare nuove persone, condividere l'allenamento con un compagno, goderti il panorama!

La funzionalità. Quando cammini su un tappeto, stai in effetti camminando su un nastro fisso e motorizzato. Il nastro si muove da solo sotto i tuoi piedi e tu non usi mai i muscoli delle tue gambe per muoverlo: i tuoi muscoli non possono ricevere gli stessi stimoli che riceverebbero all'aperto. Qui al contrario allenerai la funzionalità dei tuoi muscoli: la superficie non sarà mai perfettamente piatta e liscia e i tuoi addominali, assieme alle gambe, continueranno a fare piccoli spostamenti per compensare la varietà del terreno. Ciò ti donerà equilibrio e coordinazione per le tue attività giornaliere. Inoltre, più muscoli lavorano durante un'attività, maggiore sarà il numero di calorie bruciate!

La difficoltà. Il nastro del tappeto rende l'allenamento più facile, spostandoti in avanti e facendo compiere meno lavoro ai tuoi muscoli. Se tieni le mani appoggiate a lato del nastro, aggraverai ulteriormente la situazione, poiché non utilizzerai i muscoli del torso per mantenere la velocità. Camminare all'esterno porta con sé molti benefici, poiché è più difficile per i tuoi muscoli adattarsi continuamente ai vari tipi di terreno.

Entrambe le opzioni hanno i propri vantaggi e svantaggi: sta a te decidere, in base al tuo livello fisico e alla disponibilità economica (non esistono tasse per camminare all'aperto... per ora).

In ogni caso, qualunque sia la tua scelta, ricorda che la cosa più importante è scegliere qualcosa, agire subito e INIZIARE ORA!

Capitolo 6 - La Tecnica Di Camminata

Per sfruttare al meglio la camminata veloce, il corpo deve funzionare come una macchina perfettamente messa a punto e i movimenti devono susseguirsi in modo fluido, senza pressioni né sforzi. La camminata sportiva sollecita diverse parti del corpo nello stesso momento: per perfezionare la tecnica, bisogna concentrarsi su ciascuna di queste parti!

Un ciclo di cammino (o falcata) viene suddiviso in due passi, il che significa che una falcata completa ha inizio con il contatto del tacco di un piede con il suolo e si conclude con un nuovo contatto di tacco dello stesso piede.

Il passo è invece la distanza che intercorre tra i due piedi (termine della spinta col piede posteriore, e contatto di tacco del piede anteriore) ed esso, come detto, rappresenta la metà dell'intero ciclo di cammino.

Come trovare la falcata giusta

L'errore più frequente per accelerare l'andatura consiste nell'allungare il passo: ciò, però, non è naturale. Il tuo obiettivo è trovare una falcata che non disturbi la fluidità di tutto il movimento!

Per iniziare, fai una ventina di passi, mantenendo le spalle sciolte e il petto aperto in fuori. Se la testa dondola troppo e senti un leggero stiramento nella gamba anteriore (quella che avanza), significa che le falcate sono troppo ampie. Cammina di nuovo e sperimenta diverse falcate, allungandole ed accorciandole, finché non ti sentirai a tuo agio: in quel momento avrai trovato quella giusta!

Accelera il ritmo effettuando passi più rapidi, non allungandoli. Non tentare di camminare troppo rapidamente, bensì aumenta l'andatura fino a quando non ti senti a tuo agio: ti abituerai poco a poco.

Mobilità delle anche

Sperimentando diverse falcate, noterai che le tue anche si muoveranno più del solito. È un movimento naturale, una volta regolata la lunghezza delle falcate. Il bacino e le anche acquistano mobilità piano piano. Attenzione a non esagerare il movimento: esso deve essere fluido, senza essere troppo pronunciato.

Il bacino ed il movimento delle anche permettono al passo di sviluppare la giusta velocità e di mantenere fluida ed armonica l'azione. E' quindi molto importante imparare a muoversi con naturalezza a livello del bacino.

Mantenere un passo corretto

Per camminare bene, è importante mantenere un passo corretto. Il tallone deve toccare il suolo per primo, e sono le dita dei piedi a fornire la spinta dinamica della propulsione. Esercitati a scomporre il movimento, come puoi vedere nella figura sottostante.

Prima di tutto, fai un passo in avanti; quando il tallone tocca il suolo, la caviglia deve essere flessa con un angolo di circa 45 gradi;

poi, appoggia il piede su tutta la sua lunghezza e sposta il peso in avanti;

nel momento in cui questo piede è piatto, solleva il tacco e la pianta dell'altro piede, e porta in avanti la gamba retrostante, senza trascinare il piede, né sollevarlo troppo in alto.

Dopodiché, sposta il tuo peso verso la punta del piede piatto e sfrutta l'energia accumulata per fornire la spinta necessaria.

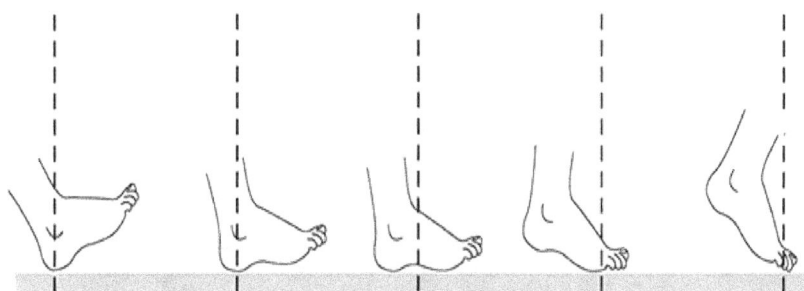

Per quanto riguarda le gambe, il loro movimento deve essere energico in modo da poter percepire il lavoro dei muscoli, soprattutto di quelli posteriori.

L'azione delle gambe è divisa tra fase di sostegno e fase di spinta. La fase di sostegno contribuisce ad aiutare il piede nel sostenere il corpo in tutto il suo movimento, dal contatto di tacco sino alla spinta.

La fase di spinta sfrutta la completa "rullata" del piede e attraverso l'intervento dei glutei e dei femorali (i muscoli posteriori della coscia) dà vigore all'avanzamento.

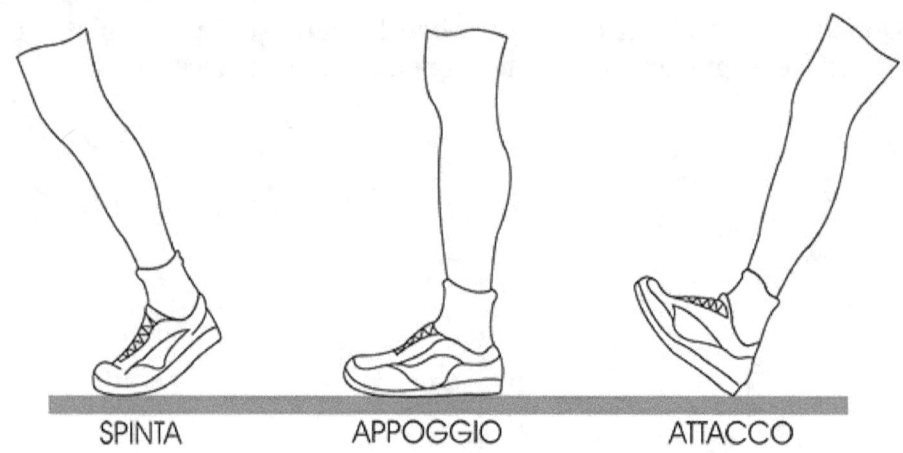

SPINTA   APPOGGIO   ATTACCO

Sfruttare il busto

Non si cammina solo con le gambe! È tutto il corpo a partecipare a questo movimento, e in modo particolare il busto e le braccia.

La testa deve essere in posizione neutra, né sollevata, né abbassata. Il mento deve essere parallelo al suolo. L'ideale è fissare un punto davanti a te, a 5 o 6 metri di distanza, senza guardare troppo per terra (tranne in caso di necessità, ovviamente).

Le spalle devono restare morbide e sciolte per tutta la camminata. Devi poter dondolare le braccia facilmente.

Per tonificare il torso, puoi servirti degli addominali: ritira l'ombelico e fai una "retroversione" del bacino in avanti (è il contrario dell'inarcamento) per allineare il fondo schiena con il resto del corpo e lasciare le anche mobili. Insomma, contrai volontariamente gli addominali e la tua postura si modificherà di conseguenza!

Il movimento delle braccia

La tecnica delle braccia è fondamentale nella camminata. Sono loro che ti aiutano a darti la spinta in avanti per accelerare e per mantenere il ritmo. Il movimento braccia/gambe è un armonioso insieme caratterizzato da una perfetta sincronia, in grado di indurre tutta l'azione a farsi più vigorosa.

Tieni le braccia piegate a 90 gradi. Quando inizi a camminare, falle oscillare a turno, tenendole vicino al corpo (il braccio sinistro avanza insieme al piede destro, e viceversa). Il movimento ha origine nelle spalle. La mano non deve andare più in alto del mento e non deve sorpassare l'anca quando torna indietro.

Non stringere i pugni, il pollice deve essere in contatto con le dita, senza chiudersi.

Respirazione addominale

La camminata è un esercizio aerobico: ciò significa che avrai costantemente bisogno di più ossigeno per continuare a mantenere il ritmo. Quando cammini, il sangue porta ossigeno agli organi e ai muscoli che lavorano e che possono bruciare i grassi e convertirli in energia grazie a questo combustibile.

Una delle prime spiacevoli sensazioni con cui si deve confrontare il principiante è il cosiddetto "fiatone", cioè un affanno nella respirazione.

Durante l'attività aerobica i nostri muscoli bruciano una quantità maggiore di energia. Questa combustione di zuccheri e grassi richiede la presenza di ossigeno, da cui il termine "aerobica". Intensificando lo sforzo, devi respirare più profondamente per fornire più ossigeno al sistema, altrimenti rischi di restare senza fiato.

La richiesta di ossigeno, in soggetti abituati a tenere ritmi molto alti durante l'allenamento, può aumentare fino a 10 volte rispetto alla situazione di riposo.

L'aumento del fabbisogno di ossigeno trova automaticamente riscontro in un forte aumento della frequenza respiratoria. I motivi per cui un principiante soffre maggiormente questo aumento sono diversi, ma quello che forse può risultare più sorprendente è che, solitamente, la capacità polmonare dell'individuo non c'entra nulla.

Esistono soggetti sedentari dotati di capacità polmonari davvero notevoli, ma che andrebbero in crisi respiratoria dopo qualche centinaia di metri se impegnati in uno sforzo aerobico intenso (come, per esempio, la corsa ad andatura elevata).

Esistono alcuni fattori che portano il principiante a consumare, a parità di velocità, una quantità di ossigeno maggiore rispetto ad un individuo allenato, tra cui i seguenti.

Peso corporeo

Capita spesso che il principiante inizi a camminare con lo scopo di dimagrire, quindi è probabile che parta da una condizione di sovrappeso che implica una maggiore richiesta di energia (e quindi di ossigeno) durante l'attività fisica.

Economia della camminata

Un soggetto allenato, con il passare del tempo e con l'accumularsi dell'esperienza, sviluppa in modo naturale ed automatico una certa ottimizzazione del gesto atletico. Non solo, ma tutta la sua struttura muscolare e tendinea si adatta allo sforzo della camminata veloce: si tratta dell'inevitabile processo di adattamento. Ciò porta ad una diminuzione della quantità di energia richiesta per svolgere l'attività, a parità di velocità.

Muscoli respiratori

Camminando, anche i muscoli coinvolti nella respirazione (tra cui il diaframma) si allenano e diventano sempre più efficienti, portando la respirazione ad essere più profonda ed efficace con il passare del tempo.

A questi bisogna aggiungere altri fattori piuttosto importanti, spesso ignorati anche dagli appassionati di lunga data: la capillarizzazione e la gittata cardiaca.

Con il termine di "capillarizzazione" muscolare si intende la quantità di vasi capillari nei distretti muscolari coinvolti nella camminata veloce (principalmente le gambe), fenomeno che consente una migliore distribuzione di sangue all'interno dei muscoli e quindi comporta un'ossigenazione più efficace degli stessi. In pratica, avviene un maggiore prelevamento della quantità di ossigeno trasportata dal flusso sanguigno da parte dei muscoli coinvolti. L'aumento della capillarizzazione è un fenomeno lento che avviene in modo naturale con l'allenamento costante.

Per "gittata cardiaca" invece si intende la quantità di sangue che un ventricolo è in grado di espellere in un minuto. Senza entrare in troppi particolari, il cuore di un soggetto allenato riesce solitamente a pompare più sangue in un minuto, aumentando quindi la velocità di trasporto dell'ossigeno verso i muscoli.

Insomma, in realtà il fiatone è spesso causato da una distribuzione di ossigeno verso i muscoli meno efficace nel caso di un principiante rispetto ad un individuo allenato alla camminata veloce o alla corsa.

Ecco ora una lista di errori da non compiere durante i tuoi allenamenti.

Non forzare la respirazione

Se la sensazione di mancanza di aria inizia a diventare insopportabile, ricordati di non forzare l'ingresso dell'aria nei polmoni. La maggior compressione di alcuni organi interni come per esempio fegato e milza può provocare una reazione dolorosa da parte di questi, peggiorando ulteriormente la situazione.

Piuttosto, prova a diminuire l'andatura per qualche minuto cercando di ritornare ad una respirazione impegnata ma naturale.

Non respirare con naso e bocca

Se da una parte è vero che la respirazione dal naso migliora la qualità dell'aria inspirata, è altrettanto vero che il flusso nasale diventa insufficiente quando la richiesta di ossigeno aumenta. Anche i cerotti usati per dilatare le narici non sono sufficienti a fronteggiare un fabbisogno di ossigeno che solitamente aumenta di 5 o 6 volte rispetto ad uno stato di riposo. I tuoi muscoli respiratori lavoreranno meglio e con meno impegno se agevolerai l'ingresso dell'aria nei polmoni, respirando anche dalla bocca in caso di necessità.

Non sincronizzare andatura e respirazione

Con il passare del tempo, dovresti imparare in modo automatico e naturale a regolare le fasi di inspirazione ed espirazione in base ai passi compiuti durante la camminata, ad esempio utilizzando il tempo di 3 passi per inspirare e quello di altri 3 per espirare.

La frequenza respiratoria diventerà maggiore con l'aumentare dell'andatura (2-2, 2-1 o addirittura 1-1 durante uno sprint). Per il principiante, può essere d'aiuto regolare la respirazione per ridimensionare (anche psicologicamente) il disagio causato dall'affanno ed evitare così di forzare la respirazione in cerca di maggiore ossigeno. Devi trovare il tuo ritmo ideale, purché la tua respirazione risulti armonica e non forzata: solo la pratica potrà insegnartelo!

Esiste poi un altro fattore non fisiologico ma comunque di grande importanza, ovvero l'abitudine alla fatica: un individuo ben allenato ha sviluppato nel corso del tempo una naturale capacità di fronteggiare i disagi e la fatica che possono presentarsi durante una sessione di allenamento impegnativa, riducendoli ad una giusta dimensione, mentre per un principiante alcune sensazioni possono apparire poco sopportabili.

Quindi, anche la mente gioca un ruolo fondamentale e per questo motivo va allenata.

Un metodo semplice per mantenere sempre la serenità e la calma è quello della respirazione addominale profonda.

Allenandoti alla respirazione addominale profonda con la camminata, incrementerai inoltre la tua capacità respiratoria.

Quando sei a casa in relax, prova a fare questo semplice test, che consente di imparare ad effettuare e riconoscere la respirazione addominale (o diaframmatica), per poi riprodurla in seguito.

Immagina che il tuo addome sia come un palloncino che si gonfia quando inspiri e si sgonfia quando espiri.

Stando in piedi con una postura eretta, appoggia una mano sopra il ventre e una tra il petto e il collo. Inspira profondamente cercando di gonfiare il più possibile la pancia senza far muovere il torace; quando avrai raggiunto la massima inspirazione, espira cercando di svuotare il più possibile la pancia così come si sgonfia un palloncino.

È importante che la mano posta sopra il petto non si alzi! All'inizio non sarà facile, ma piano piano imparerai a respirare gonfiando il tuo stomaco e non il torace.

Se fare questo esercizio stando in piedi risulta troppo difficile, prova a praticarlo sdraiandoti su un letto o sul pavimento.

Grazie alla sensibilità della mano potrai iniziare a prendere coscienza dei movimenti del tuo ventre. La ripetizione di tale esercizio durante tutta la giornata consente il passaggio graduale e spontaneo da una respirazione toracica ad una respirazione addominale o diaframmatica, la quale ti aiuterà a rilassarti in qualsiasi momento stressante in cui ne sentirai il bisogno.

Di solito, quando ci proponiamo di respirare profondamente, la prima cosa che facciamo è immettere con forza molta aria nelle cavità nasali con la convinzione che così facendo apporteremo all'organismo molto più ossigeno. Per praticare gli esercizi di respirazione nel modo corretto l'aria deve essere immessa lentamente, profondamente e in modo assolutamente silenzioso. Realizzando questo tipo di respirazione, la concentrazione dovrà essere sempre e solo rivolta al flusso dell'aria e al "gonfiarsi" dell'addome.

Gli organi interni ricevono il giusto apporto di ossigeno e vengono massaggiati dai movimenti della respirazione profonda; il corpo e la mente si distendono e si rilassano. Concentrarsi profondamente sulla respirazione e sull'addome aiuta temporaneamente ad allontanare anche i problemi e le ansie quotidiane, donandoti una sensazione di serenità e lucidità mentale, grazie alla quale potrai poi affrontare i problemi con calma e sarai meno incline allo stress.

Capitolo 7 - Il Programma di Allenamento

Se hai intenzione di provare la sfida dei 10'000 passi al giorno, inizia subito: hai fatto un'ottima scelta e presto potrai godere dei suoi benefici!

Se invece preferisci condensare questa attività fisica in un'unica sessione di allenamento, in questo capitolo ti propongo ottimi programmi e routine per ottenere risultati veloci.

In ogni caso, allenati da 3 a 5 volte alla settimana (se te la senti, anche ogni giorno!).

Prima di iniziare la tua sessione di allenamento, è importante dedicare un po' di tempo al riscaldamento. Questa fase ti permette di preparare l'organismo ad uno sforzo più intenso. I semplici esercizi presentati a seguire ti aiuteranno a distendere e riscaldare i gruppi muscolari principali, riducendo il rischio di infortuni e lesioni.

Ricorda che è sempre meglio dedicare dieci minuti al tuo riscaldamento piuttosto che perdere giorni e settimane a causa di una contusione!

Piegamenti del busto

Posiziona i piedi a una distanza pari alla larghezza delle spalle. Durante lo svolgimento dell'esercizio le gambe dovranno restare tese. Piega il busto verso la gamba sinistra allungando le mani verso il piede, poi verso la gamba destra, dopodiché torna in posizione eretta, unisci le gambe e cerca di toccare le ginocchia con la testa (mantenendo questa posizione almeno per qualche secondo). Ripeti l'esercizio 20-30 volte, a seconda dal tuo grado di mobilità: se pensi e "senti" di averne bisogno, continua a farlo finché non ti sentirai più flessibile!

Rotazioni del busto

Come prima, la distanza tra i piedi deve corrispondere a quella esistente tra le spalle, le gambe e le braccia devono essere distese. Esegui un ampio movimento di rotazione, guardando la mano che si muove verso l'alto, mentre l'altro braccio si distende verso il piede (15 volte a sinistra e 15 volte a destra).

Rotazioni delle anche

I piedi devono essere a larghezza delle spalle, le mani devono essere posizionate sulle anche. Esegui un'ampia rotazione delle anche, andando a tracciare una circonferenza avente come centro l'asse del corpo (20 volte verso destra e 20 volte verso sinistra).

Riscaldamento del tendine di Achille e del bicipite femorale

Fai un passo in avanti e piega la gamba in posizione avanzata all'altezza del ginocchio. Distendi la gamba in posizione arretrata e mantienila distesa. Il piede della gamba distesa deve essere in asse con l'arto. Posiziona il busto in posizione perpendicolare rispetto al suolo. Facendo forza con il peso corporeo, premi verso il basso il piede della gamba arretrata (2 volte per 30 secondi).

Riscaldamento delle ginocchia

Unisci le gambe all'altezza delle ginocchia e piegale leggermente. Esegui delle ampie rotazioni delle ginocchia premendole con le mani. Continua a farlo per un minuto circa.

Stretching dei flessori dell'anca

Fai un passo in avanti e piega la gamba in posizione avanzata all'altezza del ginocchio, a 90 gradi. Appoggia a terra il ginocchio della gamba posteriore. Sentirai l'allungamento dell'ileo psoas, il muscolo che flette l'anca e che si trova tra gli addominali e il quadricipite. Mantieni la posizione e rilassati, espirando a lungo. Se contrai il gluteo, sentirai il muscolo allungarsi ulteriormente. Inizialmente potrai assumere questa posizione per 30 secondi per parte, per due o tre volte. La tua postura ne beneficerà e se soffri di dolori alla schiena probabilmente miglioreranno o passeranno del tutto, poiché spesso sono causati dall'eccessiva tensione di questo muscolo.

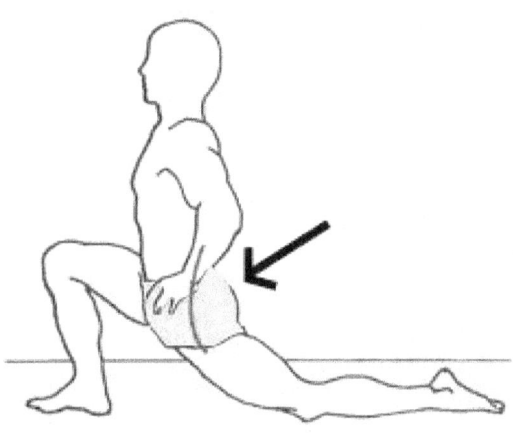

Termina il riscaldamento con una camminata leggera di 5-10 minuti.

I programmi di allenamento

Esistono essenzialmente due diversi tipi di allenamento applicabili a questa attività fisica: l'Interval Training (allenamento intervallato ad alta intensità) oppure il classico allenamento cardiovascolare a ritmo costante.

43

Cardio a ritmo costante

Partiamo da quello più semplice! Per iniziare, le prime volte puoi provare a fare in questo modo: dopo il riscaldamento, cammina a passo lento per 15 minuti, dopodiché cammina a passo veloce per 10 minuti. Ripeti fino a che la distanza percorsa sia di 1 km.

Puoi rendere questo allenamento più impegnativo modificando i minuti, per esempio 30 minuti a passo lento e 20 a passo veloce, percorrendo 2 km.

Se hai poco tempo e vuoi allenarti in modo semplice, allora questa variante fa per te: dopo un riscaldamento di 5-10 minuti, cammina il più velocemente possibile per 10 minuti. Tieni nota di quanto hai percorso e di che punto hai raggiunto. Dopodiché, girati e torna indietro camminando vivacemente e respirando profondamente, fino a tornare al punto di partenza. L'allenamento è finito! Ogni volta che lo ripeti, punta a camminare più velocemente e a giungere più lontano rispetto alla sessione precedente.

Un'altra variante molto semplice, perfetta per i principianti, è la seguente: inizia camminando 15 minuti, avendo come obiettivo il raggiungimento di 60 minuti dopo qualche settimana.

Non devi cambiare velocità o intensità, mantieni un passo costante.

Ecco come funziona:

Lunedì: 15 minuti

Martedì: 25 minuti

Mercoledì: riposo, oppure camminata leggera di 15 minuti

Giovedì: 25 minuti

Venerdì: riposo

Sabato: 35 minuti

Domenica: riposo

Dalla seconda settimana in poi: aggiungi 5 minuti ad ogni sessione, fino a che raggiungi 60 minuti di sabato. Da quel momento in poi, puoi allenarti sempre 60 minuti 4 volte a settimana, aumentando eventualmente a 5,6 o 7, oppure puoi passare a un allenamento di corsa. Ovviamente puoi scegliere i giorni della settimana che preferisci.

H.I.I.T. – High Intensity Interval Training

L'H.I.I.T. è una metodologia di allenamento che fa parte degli "Interval Training", allenamenti che alternano periodi brevi ad alta intensità di lavoro con periodi di recupero attivo in cui si svolgono esercizi blandi.

Numerosi studi e ricerche hanno dimostrato l'efficacia di questo tipo di allenamento.

Applicando questa filosofia alla camminata, potrai allenarti alternando brevi periodi di camminata molto veloce a periodi di camminata più lenta.

Per esempio, dopo il riscaldamento, per 5 minuti puoi alternare 60 secondi di camminata veloce a 60 secondi di camminata lenta, durante i quali respirare profondamente mantenendoti in movimento. Per modificare la routine, puoi passare a 40 secondi di passo svelto e a 20 di passo lento, procedendo in questo modo per altri 10 minuti. Sperimenta e modifica questo allenamento secondo i tuoi gusti.

Ti propongo ora una routine di allenamento più complicata, perfetta per quando avrai già preso dimestichezza con gli allenamenti più semplici. Risulterà molto utile un cardiofrequenzimetro, oppure un'applicazione per smartphone che ti consenta di misurare i tuoi battiti cardiaci.

Innanzitutto riscaldamento, dopodiché per i primi 5 minuti di allenamento: camminata leggera, 120 battiti al minuto.

Minuti da 5 a 15: camminata a velocità moderata, 130-140 battiti al minuto.

Minuti da 15 a 17: camminata veloce, 140-160 battiti al minuto.

Minuti da 17 a 27: torna a camminare a velocità moderata, 130-140 battiti.

Minuti da 27 a 29: camminata veloce, 140-160 battiti al minuto.

Minuti da 29 a 39: camminata a velocità moderata, 130-140 battiti.

Minuti da 39 a 45: camminata a velocità media, 120-130 battiti al minuto.

Ricorda che chi inizia a camminare velocemente deve fare i conti con tanti piccoli dolori che compaiono i giorni successivi agli allenamenti. Tali dolori ai muscoli e alle articolazioni sono fisiologici, causati dai microtraumi ai quali il fisico non è abituato (a proposito, l'acido lattico non c'entra nulla). Uno dei primi obiettivi dell'allenamento è proprio quello di non avere più dolori il giorno dopo una sessione, grazie al fatto che il fisico si è adeguato correttamente allo stimolo causato dall'allenamento (il quale deve essere tale da non sollecitare esageratamente l'organismo).

Il problema nasce dal fatto che il dolore può essere indice di semplice affaticamento, oppure di infortunio. Nel primo caso è sufficiente recuperare e riposarsi, per poi riprendere successivamente l'allenamento, anche se il dolore non è totalmente scomparso; nel secondo caso è indispensabile recuperare completamente prima di riprendere l'attività. Esistono alcune differenze tra i due tipi di dolore che consentono di capirne l'origine.

Il dolore da affaticamento tende a scomparire durante l'allenamento stesso, dopo che ci si è scaldati e tende a diminuire o a rimanere costante la seduta successiva.

Il dolore causato da un infortunio invece tende a non scomparire durante la sessione di allenamento, anche una volta che ci si è scaldati e tende ad aumentare durante l'allenamento o l'allenamento successivo.

Presta sempre attenzione al tuo corpo e ascoltalo: riposa quando è necessario!

Capitolo 8 - Consigli Sull'Alimentazione: Cosa Mangiare Prima, Durante e Dopo l'Allenamento?

Il tuo corpo ha bisogno di ricevere un'adeguata nutrizione, se intendi camminare ogni giorno. Cosa scegli di mangiare e quando lo mangi sono due fattori ugualmente importanti. Eccoti dei consigli generali per la tua alimentazione, prima, durante e dopo l'allenamento.

Prima di camminare. Non iniziare mai a stomaco vuoto! Se ti alleni al mattino presto e non vuoi mangiare un piccolo spuntino leggero, prova a bere un succo di frutta fresco o una spremuta: il tuo corpo ha bisogno di energia per mantenere il ritmo della camminata. Anche un apporto calorico minimo come quello di un frutto può aumentare le tue performance.

Ricorda di mangiare qualcosa di leggero e digeribile, in modo da avere subito energia per dare il massimo nel tuo allenamento. In questo modo, eviterai di appesantirti e creare dei disagi al tuo organismo non rendendo al meglio durante l'allenamento. Al mattino presto, una vera e propria colazione metterebbe in atto la digestione, con la conseguenza che il sangue al posto di arrivare ai muscoli interessati dalla sessione di allenamento, andrebbe invece ad affluire nell'apparato digerente, lasciando i tuoi muscoli con poco ossigeno. Per esempio, va benissimo la frutta, qualche snack come cracker integrali, una fetta di pane da toast con una fetta di bresaola o fesa di tacchino, una manciata di frutta secca.

Se invece l'allenamento è svolto durante la tarda mattinata, puoi tranquillamente effettuare una colazione leggera circa due ore prima della sessione. La colazione dovrebbe apportare tutti i macronutrienti (carboidrati, proteine e grassi) senza esagerare nelle quantità, facendo ovviamente attenzione alla qualità degli alimenti ingeriti.

Non esagerare con i carboidrati semplici (zucchero, marmellata, pane, miele, fette biscottate, cereali, frutti zuccherini come banana ed uva) per evitare l'iperglicemia, cioè un aumento del livello di glucosio nel sangue, che dopo poco tempo comporta una fase di ipoglicemia, cioè una diminuzione del livello di glucosio nel sangue rispetto alla normalità: questo è un problema perché rischi di iniziare l'allenamento senza più energia e con una forte sensazione di spossatezza e stanchezza generale. È opportuno apportare con la colazione la giusta quantità di proteine (yogurt, tacchino o bresaola) e grassi monoinsaturi (noci o mandorle).

Se ti alleni all'orario di pranzo (12/14) è opportuno effettuare una colazione normale al mattino appena svegli, con la quale apportare tutti i macronutrienti, per poi effettuare un piccolo spuntino un'ora o 45 minuti prima della sessione per evitare di ritrovarsi in uno stato di ipoglicemia alla partenza dell'allenamento. Uno spuntino bilanciato e leggero è l'ideale, evitando di assumere un'eccessiva quantità di carboidrati. Per esempio, potresti mangiare come spuntino una fetta di pane integrale con bresaola o tacchino, con una manciata di mandorle e un bicchiere di spremuta d'arancia. Ti consiglio di introdurre con questo spuntino tutti i macronutrienti nel tuo organismo per bilanciare la secrezione di insulina (che è un processo sensibile ai carboidrati, in particolare agli zuccheri semplici, soprattutto se ingeriti senza essere accompagnati da altri alimenti) e quindi per controllare meglio la tua glicemia, fornendo al corpo energia costante durante l'allenamento.

Se preferisci allenarti nel tardo pomeriggio o di sera prima di cena, devi assicurarti di ingerire la quantità di calorie e di macronutrienti di cui ha bisogno il tuo corpo per avere energia per la sessione di allenamento. La giornata deve quindi svolgersi regolarmente, iniziando da una colazione sostanziosa ed equilibrata, uno spuntino leggero ma completo a metà mattina ed un pranzo regolare, durante il quale assumere carboidrati preferibilmente a basso indice glicemico (un indicatore che, spiegato in poche parole, esprime la velocità con cui quei carboidrati arrivano nel sangue dopo essere stati assimilati:

maggiore l'indice glicemico, maggiori i disagi che quell'alimento potrebbe causare). Per questo motivo è opportuno assumere frutta e verdura in grande quantità e preferire i cereali integrali (riso integrale, pasta integrale, avena) a quelli raffinati (pasta e pane), i quali possiedono un indice glicemico superiore. Inoltre ricordati di assumere proteine da fonti nobili, come la carne bianca o il pesce, poiché, oltre a supportare lo sviluppo della struttura muscolare, stimolano la secrezione del glucagone, un ormone che regola il livello di glucosio nel sangue. Infine, è sempre bene apportare una dose di grassi monoinsaturi, utilizzando l'olio d'oliva per i condimenti e mangiando qualche noce o un altro tipo di frutta secca.

Indipendentemente dall'orario in cui decido (o sono costretta, causa lavoro) ad allenarmi, mi piace molto mangiare un cucchiaio di miele trenta minuti prima di camminare. Il miele mi dà tanta energia ed è leggero e di facile digestione, se ingerito in piccola quantità. In particolare, preferisco il miele di melata: è un prodotto adatto agli sportivi e spesso utilizzato dai corridori, poiché è leggero, digeribile, contiene pochi zuccheri ma è ricco di vitamine, minerali ed aminoacidi.

Hai davvero un'ampia scelta: sperimenta diversi alimenti, diversi orari di assunzione, diverse combinazioni... presto troverai il "rituale" pre-allenamento adatto a te.

Durante la camminata. Non mangiare nulla, ma mantieni il tuo corpo idratato: porta con te una bottiglietta d'acqua e bevila tutta! Non sottovalutare mai l'importanza dell'acqua nel perdere peso velocemente. Non spendere soldi inutilmente in integratori salini: ce ne sono di tanti tipi e marchi diversi, isotonici, ipotonici, ipertonici... tutto ciò di cui hai bisogno è ricordare che l'assunzione di qualsiasi integratore salino è ingiustificata per attività fisiche di durata inferiore alle due ore!

Dopo la camminata. L'obiettivo dell'alimentazione post-allenamento è quello di reintegrare tutto quello che il tuo corpo ha perso durante l'allenamento. Mi sto riferendo sia alle calorie, sia ai tre macronutrienti e ai micronutrienti (vitamine e sali minerali). Grazie al post-allenamento, potrai ripristinare le riserve di glicogeno, che vengono "svuotate" con l'attività fisica e "riempite" con l'assunzione di carboidrati. Se ti alleni alla mattina presto, puoi fare una ricca colazione post-allenamento composta da fette biscottate e marmellata (o meglio, miele), succo di frutta e yogurt oppure qualche galletta di riso o di mais con fesa di tacchino o bresaola. Se finisci di allenarti prima di pranzo o di cena, via libera a pasta, riso, patate, senza mai dimenticare un'abbondante dose di buon senso nella scelta dei cibi e della loro quantità.

Per iniziare il processo di sintesi proteica, cioè il fenomeno per cui il corpo ripara i danni muscolari causati durante l'allenamento, dovresti accompagnare ai suddetti carboidrati l'assunzione di proteine nobili (carni bianche, rosse, latticini, pesce).

I grassi monoinsaturi (olio d'oliva, noci, mandorle) e quelli polinsaturi (omega 3 fra tutti) hanno notevoli qualità terapeutiche per l'organismo, tra cui quella anti-infiammatoria. Cerca di includere quindi questi alimenti nei tuoi pasti, ricorrendo, nel caso in cui non ti piaccia o non mangi spesso il pesce, a un integratore di omega 3.

Se non ti senti affamato, non mangiare per forza! E se invece ti brontola lo stomaco, non cedere alla tentazione di svuotare il frigorifero! Bevi molto e mangia lentamente il tuo spuntino e vedrai che la fame sparirà in poco tempo.

Se non ti alleni alla mattina presto, ricorda di non saltare mai la colazione: avrai probabilmente sentito questa raccomandazione centinaia di volte, ma durante un programma di allenamento giornaliero come questo è ancora più importante. L'energia di una buona colazione renderà la tua giornata migliore e la farà partire con il piede giusto.

Ricorda inoltre che stai seguendo questo programma per raggiungere i tuoi obiettivi: non recuperare immediatamente le calorie bruciate durante le tue camminate. Puoi concederti una pizza ogni tanto, ma non esagerare! Se manterrai la tua dieta attuale anche durante questo programma, le calorie bruciate con l'allenamento non verranno recuperate con l'alimentazione e tu potrai vedere già in poco tempo i primi risultati.

Un'alimentazione sana, corretta, equilibrata tutto l'anno e gestita in base agli orari dei tuoi allenamenti, ti permetterà di rendere al meglio durante le tue sessioni.

Errori alimentari dei principianti

Eccoti ora una lista di abitudini alimentari scorrette e controproducenti che molti principianti finiscono per acquisire, che ne siano consapevoli o meno.

L'abbuffata serale. Durante la giornata si cerca di "stare a stecchetto", ma, giunta l'ora di cena, ci si abbandona ai propri impulsi onnivori senza ritegno. Non esiste abitudine peggiore per chi intende perdere peso! Il tuo organismo è programmato per ingerire e bruciare la maggior parte delle calorie all'inizio della giornata. Alla sera non ne ha più un indispensabile bisogno: quindi se vuoi abbondare con il cibo, almeno fallo a colazione, dopo l'allenamento se ti alleni alla mattina presto. È un problema mentale più che fisico: il corpo può benissimo resistere, ma è il cervello che ci spinge a svuotare il frigorifero in un baleno all'ora di cena (o peggio, dopo cena!). Se attraversi un periodo stressante e non riesci ancora a controllare pienamente la tua forza di volontà, dedica un giorno alla settimana per uno "sgarro", in cui puoi sfogarti totalmente. Col passare del tempo, potrai ridurre quell'intera giornata a un solo pasto settimanale, per poi renderti conto che uno sgarro una volta al mese funziona ugualmente, e che tu hai sviluppato un'invidiabile disciplina e forza di volontà!

L'abuso di barrette energetiche. Possono essere utili ogni tanto, magari quando si è fuori casa e non si ha tempo per uno spuntino completo, ma non devono sostituire abitualmente i pasti. Non che facciano male, ma spesso sono ricche di zuccheri e scarse di elementi importanti come le fibre; inoltre, se presenti, le vitamine non sono naturali come quelle contenute nella frutta e nella verdura, ma sintetiche. Se vuoi concedertene una ogni tanto, meglio acquistare quelle che contengono alimenti veri, come per esempio frutta e noci.

Bere troppo alcool. Gli alcolici fanno male, lo sanno (quasi) tutti. Un bicchiere di vino a cena è accettabile, ma spesso chi inizia a fare attività fisica si sente "autorizzato" a berne molto di più, con la certezza di esserselo meritato. È vero, l'esercizio fisico aiuta a bruciare le calorie in eccesso che gravano sull'organismo a causa dell'alcool: ma queste calorie sono "vuote", non sono accompagnate da nutrienti utili per il corpo, anzi, il corpo umano considera l'alcool come un veleno da cui deve disintossicarsi al più presto. Un'altra cattiva abitudine da eliminare è quella di astenersi dal bere durante la settimana, per poi recuperare le occasioni perse durante il weekend. Una serata di eccessi è peggio di sei giorni di moderazione!

Cibo spazzatura. Proprio come con l'alcool, anche con il cibo accade la stessa storia: una volta iniziato un programma di allenamento, ci si considera in grado di bruciare qualsiasi tipo di alimento, o "non-alimento", come il cibo spazzatura. Una volta ogni tanto non fa male, come tutte le cose, ma cerca di essere moderato e di cambiare le tue abitudini alimentari avvicinandoti ad alimenti più sani.

Attenzione ai rituali, che possono formarsi anche involontariamente! Per esempio, se alla fine di ogni allenamento mangi un biscotto, presto il tuo cervello si abituerà e tutto ciò si trasformerà in un rito. La soluzione è capire esattamente quale sia il cibo di cui abbiamo bisogno in quel momento e quale quello di cui invece abbiamo voglia: la tua decisione è questione di disciplina, coraggio e desiderio di raggiungere la tua forma perfetta!

Esagerare con le proteine. Chi pratica attività fisica ha un fabbisogno proteico maggiore rispetto a chi vive in modo sedentario. È sbagliata però la convinzione secondo la quale più proteine si mangiano, più muscoli si formano! Evita l'assunzione frequente di carni rosse, preferendo le carni bianche, le uova (anche con il tuorlo, molto meglio se provengono da un contadino o da un allevamento biologico), il salmone fresco e il tonno in scatola senza olio, al naturale.

I cibi brucia-grassi

Esistono cibi noti per le loro proprietà benefiche, soprattutto per quanto riguarda l'accelerazione del metabolismo. Potranno rivelarsi molto utili abbinati a programmi aerobici come quelli che ti ho presentato nel capitolo precedente. Ecco una lista di cibi brucia-grassi.

Curry: per stimolare il metabolismo, può essere utile insaporire i cibi con spezie come il curry, pepe verde e cannella.

Zenzero: importante attivatore del metabolismo, può essere grattugiato su alcune pietanze o mischiato a bibite e frullati.

Peperoncino: contiene la DTC (diidro capsiato), una sostanza che stimola il metabolismo. Attenzione comunque a non eccedere!

Arancia rossa: ricca di vitamina C, agevola il processo di combustione dei grassi.

Ciliegie: ricche di potassio, contrastano i cali energetici e la stanchezza psicofisica. Sono un ottimo spuntino pre-allenamento perché contengono pochi zuccheri!

Uva nera: ha comprovate proprietà che regolano il consumo di grasso. La buccia dell'uva nera, inoltre, contiene resveratrolo, sostanza che rallenta l'invecchiamento dell'epidermide.

Fragole e frutti di bosco: le prime sono diuretiche, depuratrici e disintossicanti; i mirtilli sono noti per le loro proprietà antiossidanti.

Broccoli e cavolfiori: ricchi di antiossidanti, vitamine e sali minerali, disintossicano l'organismo, oltre ad avere un grande potere saziante.

Finocchio: aiuta a drenare i liquidi e ha benefiche proprietà antiossidanti.

Cipolla: contiene grandi quantità di fitoestrogeni e cinarinosimili, sostanze in grado di favorire la diuresi, ovvero l'eliminazione dei liquidi.

Pomodori: contengono una buona quantità di pectina, sostanza che ostacola l'assorbimento dei grassi.

Cioccolato fondente amaro, almeno all'80%: è noto per la sua capacità di stimolare il sistema metabolico. Può dare molta energia per gli allenamenti, se assunto in piccole quantità.

The verde: inibisce l'assorbimento dei grassi e grazie alla teobromina aiuta a distribuire il grasso su tutto il corpo.

Capitolo 9 - Meglio Camminare al Mattino o di Sera?

Se il tuo obiettivo è perdere peso e bruciare i grassi in eccesso, allora sarebbe meglio praticare questa attività come prima cosa al mattino. Vediamo i suoi benefici più nel dettaglio!

Camminare al mattino

Camminare al mattino presto è vantaggioso per diversi motivi.

Consente di completare la sessione di allenamento in un clima ideale (soprattutto d'estate), godendo di strade poco trafficate e di aria più pulita.

Attiva il metabolismo, il quale rimane elevato per il resto della giornata.

È utile per evitare che impegni dell'ultimo minuto arrivino a scombinarti i piani, facendoti saltare l'allenamento già programmato in precedenza.

Ecco una lista di utili consigli per chi decide di allenarsi al mattino.

Prepara la sera precedente l'abbigliamento e l'equipaggiamento che ti occorrono per la sessione di allenamento mattutina. Così facendo, non perderai tempo vagando in giro per casa cercando i tuoi pantaloncini preferiti (che magari hai lasciato in lavatrice). Devi evitare la tentazione mattutina del "non so cosa mettermi...". L'abbigliamento va scelto in funzione delle condizioni meteorologiche ma anche dal freddo pungente tipico della mattina presto, in particolare in inverno. Se fuori è ancora buio quando si inizia a correre, allora indossa un indumento fluorescente.

La sera precedente, inizia a considerare anche l'allenamento da fare: rileggi il capitolo dedicato ai programmi di allenamento oppure sperimenta nuove combinazioni. In ogni caso, al mattino dovrai già sapere quale tipo di seduta dovrai sostenere, poiché il cervello probabilmente sarà ancora occupato a pensare al calore del piumone e non sarà in grado di inventarsi un buon programma di allenamento.

Non cenare troppo tardi (preferibilmente 12 ore prima della seduta d'allenamento prevista per la mattinata successiva), in modo tale da non partire già affaticato ed appesantito.

Punta la sveglia e, se di solito ti riaddormenti facilmente, mettila in un punto lontano dal letto: così facendo, spegnere la sveglia ed alzarsi dal letto diventerà un unico gesto.

Se la sveglia proprio non ti piace, puoi pensare di lasciare le imposte socchiuse (funziona d'estate). Ti sveglierai con la luce del sole e questo sarà il segnale che il tempo di uscire ed allenarsi è arrivato.

Una volta sveglio, vestiti e preparati in maniera veloce ed automatica. Se ti fermi a pensare c'è sempre in agguato il rischio di cambiare idea.

Per quanto riguarda la colazione, è preferibile farla dopo la sessione di allenamento. È sempre meglio non appesantire lo stomaco quando c'è uno sforzo da effettuare. Se la cena della sera prima è stata correttamente equilibrata, con un giusto rapporto di grassi, proteine e carboidrati, facendo riserve soprattutto di questi ultimi (riso, pasta, patate), il corpo non avrà bisogno di ulteriore energia. Al massimo, per sicurezza puoi mangiare una fetta di pane integrale con la marmellata, o yogurt magro, o frutta fresca o cerali. In ogni caso, bevi una tazza di tè non zuccherato o un bicchiere d'acqua prima di uscire di casa. In caso di temperature elevate, porta con te una borraccia o una bottiglietta d'acqua.

Cerca di avere sempre il tempo a disposizione per svolgere la seduta che hai in programma. Trovarsi nel bel mezzo dell'allenamento con l'ansia di non rientrare a casa in orario per quanto ti aspetta dopo non è una bella esperienza.

Il riscaldamento diventa ancora più importante! Al mattino il fisico è solitamente meno reattivo. E' necessario quindi allungare leggermente il tempo dedicato al riscaldamento per consentire all'organismo di risvegliarsi completamente prima di iniziare la sessione d'allenamento.

Dillo ai tuoi amici e alle tue amiche, magari ci sarà la possibilità di correre al mattino assieme a qualcuno. In questo modo, dovrai mantenere l'impegno non solo verso te stesso, ma anche verso di loro: una ragione in meno per rinunciare!

Per esperienza personale, so che per mantenere l'impegno di camminare al mattino occorrono disciplina e forza di volontà, soprattutto agli inizi. La vita è una questione di priorità: se davvero vuoi perdere peso e ottenere il fisico che hai sempre desiderato, dovrai innalzare la priorità della sessione di camminata, dando maggiore importanza a questo elemento rispetto agli altri che compongono le tue giornate.

Se al mattino ti alzerai un'ora prima per andare a camminare, evidentemente la sera dovrai andare a letto un po' in anticipo rispetto alle tue solite abitudini. La sveglia anticipata, infatti, non deve andare ad intaccare le ore di sonno, che dovrebbero essere almeno sette, anche se il numero raccomandato per un completo recupero rimane otto. Se trascurerai il riposo, ben presto dovrai arrenderti ai bisogni fisiologici di recupero del tuo corpo.

Un semplice trucco psicologico per intraprendere con successo qualsiasi nuova abitudine, non solo quella di camminare al mattino, è la regola del 3.

Non pensare di impegnarti per mesi o per anni fin dal principio, ma poniti semplicemente un traguardo di 3 giorni.

Scrivi su un foglio "Per i prossimi 3 giorni, io andrò a farmi una camminata appena sveglia, prima di colazione" (o qualsiasi abitudine tu voglia ottenere).

Raggiunto il primo, piccolo traguardo è il momento di festeggiare e celebrare, perché hai compiuto il primo passo per cambiare la tua vita! Festeggia con gli amici, con le amiche e con i membri della tua famiglia e condividi con loro non solo la tua felicità per l'obiettivo raggiunto ma anche la voglia, l'ambizione e l'impegno per raggiungere il prossimo: 3 settimane.

Passate le 3 settimane, inizierai a sentirti incredibilmente potente e nulla potrà spaventarti. Neanche il prossimo obiettivo: 3 mesi.

Ricordati di festeggiare e di goderti la vittoria: è uno stimolo importante per continuare ad alimentare la costanza, la determinazione e l'autostima.

Questo metodo è quello che io stessa ho seguito per iniziare a camminare al mattino quando ero sovrappeso. Ovviamente, la tentazione di rimanere a letto e di andare a mangiare qualche dolce per colazione era forte e sempre presente... ma passati i primi tre giorni ero già convinta di poter vincere questa sfida, e così è stato. Le tre settimane successive sono volate in un batter d'occhio e io potevo vedere i piccoli ma costanti risultati direttamente allo specchio: inutile dire quanto fossi felice di aver finalmente trovato un modo per prendere la mia vita in mano e darle una direzione giusta!

Camminare di sera

Dopo le mie prime esperienze mattutine, ho imparato ad apprezzare le sessioni serali. Ora preferisco andare a camminare al parco della mia città di sera, prima di cena: dopo una giornata di lavoro posso finalmente rilassarmi e allentare le tensioni muscolari che si sono venute a creare col passare delle ore. Il mio obiettivo non è più camminare velocemente per dimagrire, ma semplicemente rilassarmi e rimanere in forma.

Di sera non hai fretta e hai davanti tutta la serata per godere del tuo tempo libero. Certo, quando hai avuto una giornata difficile non è facile cambiarsi e andare a camminare, ma una volta presa la decisione e portato a termine l'allenamento, vedrai che il movimento fisico renderà la tua mente nuovamente lucida e rilassata. Di sera il battito cardiaco è leggermente più alto e i livelli ormonali sono diversi rispetto al mattino: è un'esperienza diversa!

Il vantaggio principale è quello di non avere impegni successivi e quindi potrai rilassarti mentalmente mentre cammini e distendi i muscoli.

Tra i contro c'è il clima: in inverno fa freddo e diventa buio presto e in estate il caldo può diventare torrido, specialmente nelle grandi città, rendendo la corsa faticosa e fastidiosa per colpa delle simpatiche zanzare.

È importante soprattutto per le donne calcolare bene i tempi del tramonto, perché è pericoloso farsi sorprendere dal buio durante un allenamento.

ATTENZIONE DONNE!

È il momento giusto per un appello a tutte voi: se avete intenzione di intraprendere questa attività, mi devo complimentare con voi. OTTIMA SCELTA! ...ma fatemi il favore di allenarvi SEMPRE con gli occhi aperti, anche "dietro", come si suol dire.

Evitate il buio e gli orari in cui non ci sono persone in giro, abbiate sempre un occhio rivolto alle vostre spalle e un orecchio rivolto ai rumori sospetti. Se ascoltate la musica con le cuffie, regolate il volume in modo da poter percepire bene ciò che accade attorno a voi. Non dovete allenarvi con l'ansia e la paura, ma cercate di prestare sempre attenzione agli individui sospetti: per esempio, qualcuno che gira in bicicletta e continua a fare sempre lo stesso giro attorno a voi, qualcuno che finge di fermarsi ad allacciare le scarpe solo per farvi proseguire per poi seguirvi, eccetera...

Quindi, spero che tu prenda seriamente i miei consigli e che sia consapevole dei pericoli che potrebbero esserci se sceglierai di allenarti di sera, quando la luce inizia ad essere poca (non dico "buio", perché dovresti evitarlo!).

Capitolo 10 - Le Stagioni: le Differenze fra Camminare in Inverno e Camminare in Estate

Ogni stagione dell'anno porta con sé certi benefici e certi svantaggi. Se hai intenzione di camminare usando un tapis roulant in una palestra o a casa tua, allora non troverai particolari differenze durante i vari periodi dell'anno, a parte la temperatura (nel malaugurato caso in cui la tua palestra non abbia l'aria condizionata o il riscaldamento).

Se invece vuoi allenarti all'aria aperta, magari in un parco (come mi sento di consigliarti), dovrai utilizzare diverse strategie per non sospendere le tue sessioni. Dovrai adattarti ai cambi climatici nella maniera migliore: per questo motivo, ho deciso di darti una serie di consigli che possono rivelarsi piuttosto utili per mantenere la tua forma fisica ed affrontare nel migliore dei modi sia il rigore invernale, evitando infortuni e malanni, sia l'afa estiva.

ALLENARSI IN INVERNO

Abbigliamento

Al giorno d'oggi hai una vasta scelta di capi di abbigliamento in materiale sintetico (poliestere, polipropilene, poliammide), che uniscono un ottimo livello di comodità e comfort a proprietà di elevata idrorepellenza: permettono, quindi, l'allontanamento del sudore dalla pelle, mantenendo la temperatura del corpo in equilibrio.

In inverno è importante scegliere un capo che rimanga aderente al tuo corpo, in modo da diminuire la quantità d'aria che passa tra il tessuto e la pelle. Devi assolutamente evitare il cotone, che assorbe il sudore e si raffredda rapidamente, dandoti quella spiacevole sensazione di avere addosso uno straccio freddo e bagnato. Questo è il modo migliore per ammalarsi!

In inverno fa freddo ma non devi dare troppo importanza alle sensazioni che provi prima di uscire per allenarti. E' normale sentire freddo prima di cominciare e all'inizio della camminata. Dopo i primi minuti, però, il corpo inizia a generare calore, il quale sarà supportato dagli effetti dell'abbigliamento tecnico di cui si è parlato precedentemente. Ti consiglio di vestirti a strati per la sola fase di riscaldamento, per poi svestirti man mano che la temperatura corporea aumenta. Così facendo eviterai di sudare e non subirai uno sbalzo termico eccessivo quando deciderai di svestirti. Inoltre, vestendoti a strati, potrai rivestirti appena concluso l'allenamento per non raffreddarti.

Riscaldamento

Molte persone sono un po' troppo frettolose ed iniziano ad allenarsi a pieno regime dedicando poco tempo al riscaldamento. La sua importanza, già vista nei capitoli precedenti, è moltiplicata in inverno, quando la temperatura corporea a riposo non è ottimale per iniziare un allenamento. Dedica quindi almeno 15 minuti al riscaldamento: segui le istruzioni che puoi trovare nel capitolo 7 e vedrai che allenarsi con dei muscoli caldi e sciolti sarà più facile.

Proteggi le estremità del corpo

Il punto debole della camminata in inverno sono le estremità del corpo, ovvero mani e piedi. Usa dei guanti da corsa invernali (i comuni guanti di lana sono da evitare, poiché lasciano passare troppa aria).

Per quanto riguarda i piedi, puoi utilizzare dei calzini invernali oppure un ulteriore paio di calzini, ma fai attenzione: per evitare vesciche e dolori al tallone, devono essere ben saldi ed aderenti.

Potresti aver bisogno di allentare l'allacciatura delle scarpe a causa dell'aumento della calzata.

Proteggi la testa

Oltre il 30% del calore viene disperso attraverso la testa. In inverno diventa quindi utile, se non indispensabile per i soggetti calvi, indossare un copricapo (in questo caso va bene anche un comune berretto di lana). Se vuoi proteggere la fronte e le orecchie, puoi facilmente trovare nei negozi specializzati delle fasce da testa specifiche per la corsa, che puoi usare anche per le tue camminate. Coprire la gola non è consigliato, poiché si rischia di sudare inutilmente e di raffreddarsi una volta terminata la sessione. Se vuoi proteggerla, indossa una sciarpa molto leggera, che non ti faccia sudare.

Considera la direzione del vento

Spesso la forte sensazione di freddo che sentiamo sulla pelle in inverno è dovuta al vento. È sempre meglio avere il vento in senso contrario durante la prima fase della corsa, quando si è più asciutti e riposati, per poi averlo a favore quando si è umidi e più stanchi.

Neve e ghiaccio

Camminare sulla neve, specialmente quando è bassa e poco battuta, può essere una divertente alternativa alla solita routine d'allenamento. Cerca però di non esagerare! Potresti infortunarti a causa del cambiamento di superficie. Presta sempre attenzione a ciò che potrebbe nascondersi sotto la neve (buche, sassi, ecc.). Se la giornata è soleggiata ricordati di proteggere gli occhi e la pelle dai raggi solari, che vengono amplificati dalla neve. Evita sempre di camminare sul ghiaccio o su superfici ghiacciate, in particolare l'asfalto, poiché Il rischio di scivolare aumenta notevolmente ad ogni minimo cambiamento di direzione. La sicurezza prima di tutto!

Non rimanere bagnato

Una volta terminato l'allenamento, la temperatura corporea si abbassa rapidamente, in particolare se sei bagnato e c'è vento. Cambiati subito appena finita la sessione, quando ancora non avverti la sensazione di freddo ed indossa velocemente degli abiti asciutti.

L'orario

A seconda del luogo in cui abiti, ci può essere molta differenza di temperatura tra le diverse ore del giorno. Se te lo puoi permettere, allenanti in tarda mattinata o nel primo pomeriggio prima di pranzo. Oltre alla temperatura meno rigida, avrai il beneficio di allenarti con la luce e di sentirti al sicuro.

La paura del freddo

Non lasciarti intimidire dal freddo! L'allenamento aerobico, tra le altre cose, innalza anche le difese immunitarie rendendoti più resistente alle temperature rigide dell'inverno.

Durante la camminata cerca di mantenere sempre un passo sciolto e naturale, non intirizzito e contratto! Mantieni una postura corretta, come se la temperatura non fosse un problema e ti stessi allenando normalmente.

ALLENARSI IN ESTATE

Ti sarà sicuramente capitato di sentire al telegiornale i soliti consigli ripetuti ogni anno nel periodo estivo, quando il caldo inizia a colpire. Stranamente, è rarissimo ascoltare servizi giornalistici che mettono in guardia gli sportivi dai freddi invernali, mentre invece tutte le estati la televisione invita anche i soggetti allenati ad avere un atteggiamento fin troppo prudente.

In realtà, più che di prudenza si dovrebbe parlare di buon senso: scegliere gli orari più adatti, idratarsi nel modo corretto, seguire le giuste tipologie di allenamento, ecc.

Quando camminare?

Non è una novità che il clima estivo possa creare disagi, ed è qui che entra in gioco l'esperienza.

L'orario della sessione di allenamento dipende essenzialmente dalla condizione fisica di un soggetto, dalla sua età e dalla sua capacità di sopportazione.

Un principiante dovrebbe seguire le generali regole di prudenza ed evitare di allenarsi nel caso in cui la temperatura superi i 30 °C, fermandosi dopo aver perso molta acqua attraverso la sudorazione. Se è abituato ad allenarsi nelle ore pomeridiane, può ritardare l'allenamento di qualche ora per godere di un clima più mite; se l'afa non perdona, è sempre meglio saltare una seduta di allenamento piuttosto che rischiare di allenarsi in condizioni svantaggiose.

Un allenamento si può sempre recuperare, a differenza della salute!

In linea generale, al mattino presto oppure dopo le 19 è solitamente possibile fare una camminata al parco senza particolari problemi. Evita ovviamente le ore più calde della giornata, dalle 13 alle 15.

Dove camminare?

Se ne hai la possibilità, ti consiglio di allenarti in zone aperte come parchi, lunghi viali alberati, un fresco lungomare, sentieri nel bosco, eccetera. Camminare sul caldo asfalto, con a fianco il traffico, è sicuramente un'esperienza spiacevole poiché il cemento e la strada riverseranno su di te tutto il calore accumulato nel corso della giornata. Se cammini di giorno, cerca di modificare il percorso in modo da limitare al massimo le zone direttamente esposte ai raggi solari. Durante l'esposizione diretta il calore percepito aumenta di molto: è sempre meglio rimanere all'ombra!

L'adattamento al caldo

I problemi maggiori del camminare in estate si incontrano nei primi giorni in cui le temperature iniziano ad aumentare. Molti si sentono eccessivamente stanchi e anche quegli allenamenti che venivano facilmente "digeriti" senza particolari problemi diventano più impegnativi del solito. Occorrono infatti circa due settimane per permettere al nostro organismo di adattarsi all'aumento di temperatura. I primi giorni di afa sono una vera e propria sfida, in particolar modo per i principianti. Per questo motivo, può essere utile ridurre leggermente l'intensità degli allenamenti nelle prime due settimane di forte caldo. Proteggi il volto e le spalle con una crema solare: il sole fa bene soltanto a piccole dosi e durante un allenamento spesso non ci si accorge di essere esposti per lungo tempo ai suoi raggi, per poi ritrovarsi con la pelle scottata.

Abbigliamento

L'abbigliamento standard per camminare d'estate è costituito da canottiera o maglietta con dei pantaloncini.

È consigliabile indossare indumenti che non facciano sudare eccessivamente e che allo stesso tempo trattengano parzialmente il sudore, per evitare una forte evaporazione. Cerca di indossare abiti di colore chiaro (il nero è assolutamente vietato), che attraggono meno i raggi solari e possibilmente realizzati con tessuti tecnici studiati appositamente. Certo, ti sentirai un po' umido, ma non bagnato.

Evita capi aderenti, preferendo quelli piuttosto comodi e larghi, in modo che il naturale ondeggiamento del tessuto durante la camminata favorisca la circolazione di aria attorno alla pelle. Evita anche i cappellini e qualsiasi altro tipo di copricapo: come detto precedentemente, gran parte del calore viene dissipato dalla testa e in estate questo processo non deve essere ostacolato in nessun modo!

Idratazione

L'idratazione è sempre importante, ma ovviamente d'estate lo diventa ancora di più.

Molti tendono a sottovalutare o ignorare il problema: in effetti, il pericolo disidratazione è poco reale, anche d'estate e soprattutto per i soggetti allenati, se gli allenamenti durano soltanto un'ora o poco più; ma è sempre bene partire già idratati e bere appena finito l'allenamento per reintegrare i liquidi persi, anche se non sentirai sete. Nelle giornate più calde, però, ricordati di portare con te una bottiglietta d'acqua così da scongiurare ogni pericolo.

Cerca di ridurre e, se riesci, eliminare del tutto l'assunzione di alimenti pesanti e termogenici (fritture, carni rosse, cibi grassi in genere), incrementando invece l'assunzione di frutta e verdura di stagione. A causa del caldo il corpo ha un fabbisogno maggiore di micronutrienti: oltre alle vitamine, frutta e verdura possono aiutarti a recuperare anche i sali minerali persi con la sudorazione, senza dover acquistare qualche costosa bevanda isotonica.

Capitolo 11 - Gli Over 50 Possono Camminare?

La soglia dei 50 anni può essere considerata sia come una vera e propria conquista, sia (questo vale soprattutto per le donne) come una sorta di condanna dovuta all'insorgere di diversi problemi, primo fra tutti la menopausa.

Arrivati a quest'età, il corpo può cominciare a dare i primi segnali di cedimento.

Con l'aumentare dell'attesa di vita, che per le donne italiane è giunta a 83 anni, una donna in menopausa, mediamente di cinquant'anni, può considerarsi ancora giovane!

Esistono però due tipi diversi di età: quella anagrafica e quella biologica, la quale dipende dallo stato in cui si trovano gli organi e gli apparati. Infatti, può capitare che pur avendo cinquant'anni, gli organi e gli apparati funzionino come quelli di una sessantenne oppure di una quarantenne. Tutto ciò, malattie a parte, dipende molto dallo stile di vita che si è tenuto nel corso del tempo: se hai evitato di bere troppi alcolici o di fumare, se non ti sei esposta ai raggi del sole in modo esagerato, o se non sei vissuta in un ambiente troppo inquinato ed, in particolare, sei hai preferito nutrirti con cibi contenenti i famosi antiossidanti, oltre che aver praticato una giusta quantità di attività fisica. Se tutto ciò non è il tuo caso, sappi che i danni provocati da tutti questi fattori possono sommarsi a quelli causati dalla menopausa!

I disturbi che accompagnano questo traguardo sono legati alla riduzione drastica della produzione di estrogeni e ovviamente alle caratteristiche individuali sia fisiche che psicologiche. La domanda sorge spontanea: è possibile contrastarli?

La TOS (Terapia Ormonale Sostitutiva), nelle donne che l'hanno potuta adottare, ha alleviato i sintomi e ridotto il rischio di contrarre malattie cardiovascolari, ma ha anche aumentato il rischio di contrarre tumori al seno e all'utero. Per questo motivo non può essere considerata l'unica soluzione.

Per mantenere la forma psicofisica si può certamente contare sull'adozione di uno stile di vita sano, composto principalmente da attività fisica ed alimentazione corretta, che possono oggettivamente aiutare a ridurre i sintomi più diffusi come le vampate e i disturbi dell'umore, e prevenire le malattie che possono svilupparsi nel periodo post-menopausa con l'avanzare dell'età, come per esempio l'osteoporosi, l'obesità o la depressione.

Una volta sfondato il traguardo dei 50 anni, lo stato di salute in quel momento è influenzato dallo stile di vita adottato fin da bambini, indipendentemente dalle malattie e dalla struttura genetica.

Se sei una di queste persone, qualunque sia il tuo sesso, sappi che sono state le tue abitudini, positive e negative, ad aver plasmato ciò che SEI. L'alimentazione e l'attività fisica hanno giocato un ruolo fondamentale nel costruire la tua persona. Una persona dinamica e una sedentaria possono essere molto diverse tra loro. L'individuo che ha praticato fin da giovane una certa dose di attività fisica con regolarità e costanza (senza esagerare), ha certamente più probabilità di aver conservato un'ottima funzionalità dei sistemi cardiocircolatorio, respiratorio, muscolo-scheletrico e di non essere in sovrappeso.

Per quanto riguarda le donne, gli organi e i sistemi si modificano quando arriva la menopausa e se non sono in forma (caso più probabile in una donna sedentaria) possono diminuire la loro funzionalità più di quanto non sia naturale durante questa nuova fase della vita di una donna.

Per questo motivo, le donne che hanno praticato attività fisica regolarmente sono avvantaggiate, ma devono continuare a farlo, stavolta con una motivazione in più: ridurre gli effetti della menopausa in modo naturale.

Le donne sedentarie invece hanno sicuramente molte più motivazioni per iniziare a fare movimento: ridurre i sintomi della menopausa e migliorare il loro stato di salute complessivo. Dovranno affrontare l'attività fisica in modo graduale, dopo aver fatto una visita medico-sportiva, seguendo un programma organizzato su misura per loro da uno specialista.

Non sto parlando di sport, ma di semplice attività fisica come, ovviamente, camminare! Anche chi possiede una vita attiva per motivi di lavoro o perché si muove a piedi o in bicicletta, dovrebbe programmare un allenamento periodico costante.

Dedicando un po' di tempo all'attività fisica, la donna in menopausa sarà immediatamente più bella e in salute. Si consiglia attività aerobica, cioè quella caratterizzata da bassa intensità e lunga durata, come la camminata, la corsa leggera, il ciclismo oppure il nuoto.

È utile e consigliato accompagnare l'attività aerobica con esercizi di rafforzamento muscolare. Non c'è bisogno di sforzarsi troppo, poiché l'obiettivo è quello di mantenere tonici i muscoli, aumentare il metabolismo e sostenere la struttura scheletrica.

Ho scritto una guida dedicata alle donne di ogni età, che vorrebbero tonificare le gambe e i glutei con esercizi semplici e che non richiedono attrezzi: l'unica condizione è avere forza di volontà e voglia di migliorare il proprio fisico!

Se sei interessata, puoi trovare "Cibi & Esercizi per Gambe e Glutei Perfetti con soli 15 Minuti al Giorno" sul sito Amazon.it.

All'interno di questa guida troverai i migliori esercizi per tonificare e rassodare le tue gambe, con spiegazioni dettagliate ed accompagnate da immagini chiare e comprensibili, anche dai meno esperti.

La donna sedentaria in menopausa potrà godere in poco tempo dei benefici dell'attività fisica. Dopo un paio di mesi avvertirà dei cambiamenti positivi e uno stato di benessere che non aveva mai provato prima!

L'attività fisica infatti agisce positivamente sull'umore, riducendo ansia, stress, fame nervosa e depressione grazie alla produzione di endorfine, dette anche "ormoni della felicità", le quali inducono una sensazione di rilassamento, tranquillità e benessere diffuso.

A causa delle modificazioni ormonali che accadono durante il periodo della menopausa, avviene una riduzione e un rallentamento del metabolismo. Questo è un fenomeno da non sottovalutare poiché potrebbe comportare un ulteriore aumento di peso, anche in un solo anno. Una donna già in sovrappeso prima di entrare nella menopausa ha molte probabilità di diventare obesa dopo la menopausa e negli anni successivi. Di conseguenza, il rischio di contrarre gravi malattie aumenta anche a causa del peso in eccesso, non solo per la menopausa.

A differenza di quanto si crede, una buona dose di attività fisica nel giro di qualche giorno riduce anche l'appetito, agevolando così la perdita di peso.

Soprattutto durante la menopausa, la corretta alimentazione rappresenta un'abitudine indispensabile per restare in salute e anche per raggiungere e mantenere il peso ideale.

Raggiunti e superati i cinquant'anni, è opportuno ridurre le calorie introdotte nel nostro corpo, dal momento che la capacità di bruciarle da parte del metabolismo diminuisce gradualmente.

Puoi ricorrere ad una dieta a basso contenuto di grassi composta da formaggi magri, poco olio, ridotto consumo di sale, di burro e di carni rosse.

Per le donne in menopausa si raccomanda generalmente di consumare cibi ricchi di calcio per contrastare l'osteoporosi. Per questo motivo bisognerebbe mangiare o bere dalle 2 alle 4 porzioni di latticini al giorno, oppure assumere degli integratori dietro consiglio del medico di fiducia. Il calcio è presente anche nelle sardine e nel salmone, nei broccoli e nei legumi. È inoltre fondamentale assumere almeno 8 milligrammi di ferro ogni giorno. Tra i cibi da evitare spiccano quelli affumicati, sotto sale e la carne alla brace: sono infatti cibi ricchi di nitrati, che aumentano il rischio di cancro.

L'ideale sarebbe seguire un regime alimentare basato su un elevato apporto proteico, limitando i carboidrati per controllare l'appetito: gli zuccheri contenuti nei dolci, nel pane e nella pasta, infatti, donano un senso di sazietà temporaneo e presto il tuo cervello, che da questi viene condizionato, ne richiederà nuovamente l'assunzione.

Capitolo 12 - Mentalità Positiva Per Avere Successo Con Questo Programma

Queste frasi ti suonano famigliari?

"Non sarò mai in grado di camminare alla velocità di 7 km/h".

"Non penso di poter partecipare a una maratona".

"Mi piacerebbe camminare, ma il mio corpo non è d'accordo".

Capita a tutti di avere pensieri negativi per la testa ogni tanto. Questi pensieri possono avere un profondo impatto sulla fiducia che nutri in te stesso, e nello specifico possono rovinare la tua esperienza con questo programma.

Esiste un grande potere dietro alle affermazioni e ai discorsi tra te e la tua mente. Ciò che pensi, spesso diventa realtà.

Il Buddha disse: *"Ciò che siamo è il risultato di ciò che pensiamo"*.

Quando continui a dirti che non sei in grado di fare qualcosa, molto probabilmente inizierai a crederlo davvero. Se vuoi approfondire questo argomento, leggi i libri di Anthony Robbins oppure "Psico-Cibernetica" di Maxwell Maltz: possono davvero cambiarti la vita.

Nello specifico di questo programma, sarà utile per massimizzare i risultati e per continuare ad allenarsi con costanza avere sempre pensieri positivi.

Evita pensieri limitanti e distruttivi: visualizza invece i risultati che vuoi ottenere, "vivili", osservali nel dettaglio e credi sempre nelle tue capacità. In questo programma, se dirai a te stesso che camminerai 10'000 passi al giorno e ti visualizzerai vividamente mentre completi questo obiettivo, ti assicuro che avrai successo.

Chiudi gli occhi e osservati mentre indossi quel vestito che è sempre stato troppo stretto... mentre dici di no a una brioche ma accetti volentieri una grande insalata, mangiandola con gusto... mentre, passeggiando per strada, la gente riconosce con ammirazione e un po' di invidia i tuoi grandi cambiamenti...

Entra in contatto con la tua visione ogni giorno, soprattutto quando ti senti giù di morale o troppo stanco per allenarti. Ritrova nel tuo obiettivo la forza e la vitalità necessari per raggiungerlo: hai sempre energia disponibile, devi solo "risvegliarla".

Ricorda che le tue affermazioni dovranno essere realistiche e i tuoi obiettivi raggiungibili! Non è possibile perdere 30 kg in una settimana: imposta degli obiettivi realistici e fai di tutto per raggiungerli!

Pensa sempre al presente, come se fossi già ciò che vuoi diventare. Se vuoi amplificarne l'efficacia, scrivi le tue affermazioni su un foglio o sul tuo diario e leggile ogni giorno. Quando nella tua mente continui a ripeterti la stessa cosa, questa prende forma concreta nella vita reale!

Ecco alcuni esempi.

Pensiero negativo: "Mi sento un perdente. Ho iniziato da una settimana e ancora non ho perso un grammo."

Pensiero positivo!: "Non ho ancora perso peso, ma mi sento già pieno di energia e vitalità, poiché ho iniziato a camminare regolarmente. Se continuo con costanza, raggiungerò sicuramente il mio obiettivo!"

Pensiero negativo: "Camminare è così noioso..."

Pensiero positivo!: "Posso rendere le mie camminate molto più divertenti ascoltando un audio-libro o invitando i miei amici."

Pensiero negativo: "Ecco, è ancora ora della punizione. Devo mettermi le scarpe e poi stancarmi camminando anche oggi."

Pensiero positivo!: "Anche oggi è arrivato il momento di caricarmi! Ora indosso le mie scarpe nuove e faccio una camminata per stare in forma e sentirmi bene con me stesso".

Visto che differenza? Una mentalità positiva può davvero cambiare tutto: non sottovalutarla e metti in pratica questi consigli.

Ci saranno cattive giornate, capita a tutti. Rimani forte, mantieni i tuoi pensieri positivi ed entra di nuovo in contatto con la tua visione per il tuo futuro.

Sarai già a metà strada verso il tuo obiettivo!

Capitolo 13 - Errori Dei Principianti: Come Evitarli?

Come abbiamo visto, se camminerai in modo corretto migliorerai il tuo umore, curerai l'ansia e la depressione, avrai benefici per la tua salute cardiovascolare e, cosa più importante, starai bene con te stesso.

Se invece camminerai in modo scorretto, perderai tempo e ti sforzerai inutilmente, aumenterai le probabilità di farti male e ogni tanto di risultare ridicolo agli occhi altrui.

Ecco un ripasso veloce per mettere in evidenza alcuni errori diffusi tra i principianti, con consigli su come evitarli.

Camminare a grandi passi

Errore: quando cerchi di camminare più velocemente, allunghi l'ampiezza del tuo passo. Ciò comporta un'andatura scomoda e impacciata, che può causare dolore ai tuoi stinchi.

Come evitarlo: prova a compiere passi più brevi e rapidi, concentrandoti sulla spinta della gamba posteriore per portare in avanti il tuo corpo. Contrai i glutei e usali per spingere il corpo in avanti!

Piedi piatti

Errore: quando i tuoi piedi colpiscono il terreno con un colpo secco senza atterrare prima sul tallone, potresti sviluppare degli stinchi deboli a lungo termine.

Come evitarlo: una scarpa adatta a camminare con un tacco basso, generalmente dà supporto al tuo piede, piegandosi nel punto giusto.

Movimento delle braccia inefficiente

Errore: potresti sprecare energia facendo dondolare le tue braccia avanti e indietro o da sinistra a destra in modo inefficiente, oltre a disturbare gli altri passanti lungo il tuo percorso.

Come evitarlo: prova ad aumentare la velocità della tua camminata piegando le tue braccia a 90 gradi e muovendole avanti e indietro, in modo contrario rispetto al movimento delle tue gambe. Presta attenzione alla posizione dei tuoi gomiti, che devono restare vicini al tuo corpo. Ciò farà lavorare anche la parte superiore del torso senza perdere energia, sforzandosi troppo.

La testa bassa

Errore: guardare i propri piedi mentre si cammina.

Come evitarlo: i tuoi occhi dovrebbero concentrarsi sul percorso davanti a te. Tieni il mento vicino alla gola, non alzarlo troppo. Mantieni una corretta postura tenendo le tue scapole addotte e il tuo petto in fuori.

Inclinarsi

Errore: inclinarsi in avanti o indietro è pericoloso in entrambi i casi. Può causare dolore alla schiena o alle anche.

Come evitarlo: cammina dritto, concentrandoti e contraendo i muscoli del tuo addome. Assicurati di mantenere la curva naturale della parte inferiore della schiena. Pensa di avere un filo collegato al soffitto, che parte dalla tua schiena, attraversa tutta la spina dorsale e la testa, e che le tiene allineate durante il movimento.

Abbigliamento scorretto

Errore: vestirsi troppo, o troppo poco. Non adattarsi al clima può essere deleterio.

Come evitarlo: indossa abiti riflettenti di sera. Vestiti a strati, tenendo come strato più interno una maglietta di polipropilene. Gli strati più esterni dovrebbero essere facilmente rimuovibili dopo il riscaldamento, se necessario.

Idratazione insufficiente

Errore: non bere abbastanza acqua prima, durante e dopo l'allenamento.

Come evitarlo: bevi un bicchiere d'acqua ogni ora. Bevine minimo uno prima di camminare e porta con te una bottiglietta d'acqua. Non esagerare con il caffè o con bevande contenenti caffeina, poiché disidratano il tuo corpo.

Sottovalutare il riscaldamento

Errore: raggiungere subito una velocità elevata senza riscaldarsi, invitando a braccia aperte infortuni, ferite e dolori muscolari.

Come evitarlo: scaldati per dieci minuti, poi parti piano e progressivamente aumenta la velocità. Assicurati di terminare l'allenamento a bassa velocità. Per quanto riguarda il riscaldamento, non esistono compromessi!

Capitolo BONUS - Perdere Peso Dopo Le Feste

Questa è una preoccupazione che si diffonde ogni anno in Italia dopo le abbuffate di Natale o di Pasqua!

È normale lasciarsi andare e godersi un ricco pranzo un paio di volte all'anno, anzi può addirittura essere utile psicologicamente "imbrogliare" per un paio di occasioni la tua routine quotidiana.

Non sentirti in colpa e non farti prendere dall'ansia! L'aumento di peso è solo temporaneo, a meno che tu non ti faccia sedurre dalle tentazioni per una settimana intera.

Innanzi tutto, per perdere quei chili di troppo, non servono diete drastiche o ultrarapide. Credere ai rimedi facili dei tot chili persi in tot giorni è sbagliato, perché non servono e spesso fanno male all'organismo.

Evita di compensare gli eccessi delle festività con un digiuno che può disorientare l'organismo ed abituarlo a non bruciare molte calorie. E' preferibile invece iniziare a disintossicare il corpo per un paio di giorni e ricominciare a seguire un'alimentazione regolare e soprattutto bilanciata. Poniti un obiettivo fattibile, come per esempio perdere un chilo in dieci giorni.

L'importante è cominciare a sgonfiarsi un po' alla volta, riducendo o eliminando del tutto alcuni cibi dalla propria alimentazione quotidiana nei giorni successivi alle feste. Per un po' di giorni, quindi, prova ad eliminare carni rosse ed insaccati, cibi in scatola, fritti, salumi, grassi, dolci vari. Rinuncia anche a panna, burro e strutto e anche alle salse più grasse come la maionese e la salsa tartara.

Devi ridurre o, se possibile, eliminare non solo le bevande gassate, ma anche vino, birra e superalcolici (che oltre ad apportare calorie vuote, cioè senza nutrienti, favoriscono l'azione dei radicali liberi, cioè le scorie prodotte dal nostro organismo). Prova a sostituire per qualche giorno il caffè con quello d'orzo ed il tè deteinato a quello normale. Via libera alle tisane, che sono in grado di eliminare parte del gonfiore: assaggia gli infusi di tarassaco (disintossica il fegato), finocchio (riduce il gonfiore), melissa e tiglio (possono migliorare il sonno).

Al fine di accelerare il processo depurativo ti consiglio di bere molti più liquidi rispetto alle tue abitudini giornaliere (4-5 litri d'acqua ma anche minestre oppure cibi idratanti come la frutta e la verdura).

Tieni vicino al letto una bottiglia d'acqua piena, da 1,5 litri: prima di dormire, bevi un po' d'acqua; quando ti svegli, per prima cosa bevi il resto contenuto nella bottiglia ed aspetta 30 minuti prima di mangiare qualcosa. Tutti questi liquidi bevuti a stomaco vuoto depureranno il tuo organismo in poco tempo: questa è un'ottima abitudine della popolazione giapponese che ti consiglio di conservare anche per tutti gli altri giorni dell'anno!

Prova anche a ridurre le porzioni dei tuoi piatti. Questo ti renderà sazio e soddisfatto senza dover necessariamente restare affamato!

Seguendo queste basilari linee guida per quanto riguarda l'alimentazione, potrai accelerare il tuo metabolismo in poco tempo. È importante non andare a letto troppo tardi per non rallentarlo. Ti consiglio quindi di non fare costantemente le ore piccole come durante il periodo natalizio!

Andare a letto presto è importante per i tuoi livelli di energia e vitalità ma dormire bene e almeno sette-otto ore per notte lo è ancora di più. Riposandoti completamente, aumenterai i tuoi livelli di leptina, cioè l'ormone che aiuta a dimagrire regolando il senso di sazietà.

Come avrai intuito, l'alimentazione dei giorni successivi alle feste è importante per "sgonfiarsi" e ripristinare i normali livelli di energia.

Per tornare in forma però non si può prescindere dal fare movimento. L'ideale in queste situazioni è proprio... camminare! Tutti, anche i più pigri e meno allenati, possono dedicare almeno

30-40 minuti alla propria salute facendo un giro al parco dopo le feste.

Se sei un soggetto allenato, allora non preoccuparti: goditi gli enormi pranzi e le interminabili cene, poiché ti basterà riprendere i tuoi costanti allenamenti per tornare in forma velocemente.

Se invece sei un tipo sedentario, i periodi festivi possono trasformarsi in occasioni per accumulare un po' di protezione per il freddo invernale: un modo carino per definire il "grasso"!

Dopo le abbuffate, è arrivato il momento di rimettere in moto il tuo fisico: ciò significa intensificare la tue funzioni fisiologiche, ovvero la circolazione e la respirazione, fino a raggiungere un buon consumo dei grassi in eccesso accumulati. La maggior irrorazione sanguigna permette anche una maggior fluidità dei muscoli. Per questo motivo rimettersi in moto migliora immediatamente la mobilità delle tue articolazioni, combattendo così quella "ruggine" accumulata nei giorni di indulgenza alle tentazioni e di estremo riposo.

Subito dopo le abbuffate, potresti fare una passeggiata per facilitare la digestione e smaltire i grassi assunti. È un'ottima abitudine che dovresti mantenere anche dopo le festività!

Conclusione

Grazie ancora per aver acquistato *"Dimagrire Camminando"*!

Spero che tu possa iniziare questo percorso con serenità e grinta. Ritagliare 30 minuti al giorno per il tuo benessere è facile, se vuoi davvero cambiare la tua vita e la tua forma fisica!

Ti ho descritto la semplice struttura dei tuoi futuri allenamenti e ti ho dato dei consigli alimentari facili da seguire. Ricordati che dovrai costruire un nuovo stile di vita per ottenere i risultati che desideri. Praticando costantemente l'arte del pensiero positivo e delle affermazioni, potrai davvero cambiare ogni aspetto della tua vita.

Se dovessi ricordarti una sola cosa di questo libro e dimenticarti tutto il resto, vorrei che sia l'importanza della tua attitudine nei confronti delle tue abilità e dei tuoi problemi. Rileggi il Capitolo 12 se necessario, e dai una possibilità ai libri che ti ho suggerito. Sviluppare una mentalità positiva è importante per affrontare e superare tutti gli ostacoli che troverai lungo il tuo percorso.

Ti ho elencato i vantaggi che una semplice camminata può portare nella tua vita: salute cardiovascolare, buon umore, minor rischio di diabete e di ipertensione, per citarne alcuni. Ma come ben saprai, l'attività fisica è necessaria ma non sufficiente.

Non puoi aspettarti grandi risultati se dopo aver camminato 30 minuti decidi di divorare tre pizze e due cheeseburger. Presta attenzione all'alimentazione e ti assicuro che i risultati non tarderanno ad arrivare!

Nelle prossime pagine troverai una breve descrizione degli altri miei libri pubblicati su Amazon.it. Spero siano di tuo interesse!

Inoltre, se hai trovato utile questa breve guida, perché non lasci una recensione su Amazon.it, come altri lettori prima di te hanno già fatto? La tua opinione è importante, perché grazie ai tuoi stimoli e consigli potrò continuare a migliorare questo libro in futuro.

Ti auguro di avere sempre la forza e la determinazione per raggiungere i tuoi obiettivi. Buona fortuna!

P.S.: hai mai dato un'occhiata al tuo frigorifero?

Ho appena finito di scrivere una piccola guida in cui ti mostro 11 cibi considerati "salutari", ma che in realtà sono da evitare assolutamente se vuoi perdere peso e tornare in forma. Puoi scaricarla **GRATIS** aprendo la fotocamera del tuo smartphone e inquadrando il seguente "codice QR"; clicca sulla notifica in alto sullo schermo e potrai scaricarla in un secondo.

Dai un'occhiata ai miei libri!

Miele: Come Dimagrire Senza Dieta, Stare Bene e Aumentare la Bellezza con Rimedi Naturali

In questo libro, potrai scoprire gli immensi benefici che il miele può portare nella tua vita. Non importa quale sia il tuo obiettivo: sia che tu voglia perdere peso o aumentare la tua bellezza in modo naturale, questo magnifico prodotto della natura può aiutarti.

In questa guida pratica, troverai ricette e consigli su come implementare il miele nella tua alimentazione quotidiana per riuscire finalmente a dimagrire senza sforzo e senza dieta; troverai indicazioni su come produrre nella comodità di casa tua balsami, creme e maschere per ringiovanire la tua pelle, curare l'acne o rendere più brillanti e attraenti i tuoi capelli.

Meditazione: Come Meditare, Vincere lo Stress e Rilassare Corpo & Mente Con Semplici Tecniche

La meditazione, se praticata correttamente, può aiutarti a superare i momenti difficili della tua vita, aprendo la tua mente e sperimentando nuovi stati d'animo. Meditare è davvero una potente medicina. Gli uomini più importanti del mondo, quelli che ottengono più successo nel loro lavoro e nel loro ambiente, hanno in comune questa caratteristica: meditano per 10, 20, 30 minuti al giorno, magari anche di più.

I benefici sono tantissimi e la scienza se ne sta interessando da anni, scoprendone sempre di nuovi. Tantissimi benefici... e nessun effetto collaterale. Oltre ad essere un efficace rimedio contro lo stress, il panico e attacchi d'ansia, la meditazione porta benefici anche per chi soffre di malattie cardio-vascolari, disturbi del sonno o della memoria.

Meditare può davvero rivoluzionare la tua vita!

Dimagrire Per L'Estate: Cibi ed Esercizi Per Gambe e Glutei Perfetti Con Soli 15 Minuti al Giorno

In questa guida completa ti rivelerò i miei segreti per ottenere gambe e glutei tonici, dedicando soltanto 15 minuti ai tuoi allenamenti. Se stai cercando un modo semplice e divertente di perdere quei kg di troppo, che non vorresti portare con te in spiaggia quest'estate... allora questo libro ti sarà molto utile!

I glutei sono muscoli importanti da allenare se hai intenzione di costruire un fisico bilanciato, perché sono fondamentali esteticamente (soprattutto per le donne!) ed essendo solitamente trascurati, ti permettono di bruciare molte calorie quando vengono sottoposti a uno sforzo.

Questo guida ti aiuterà ad allenare questa particolare parte del tuo corpo, senza aver bisogno di una palestra, di equipaggiamenti costosi o di una stanza molto spaziosa.

Al suo interno troverai un elenco dei migliori esercizi per tonificare e rassodare le tue gambe, con spiegazioni dettagliate e accompagnate da immagini chiare e comprensibili, anche dai meno esperti.

Inoltre, la lista di cibi in grado di aiutarti a bruciare il grasso corporeo ti darà una mano durante questa tua nuova avventura, verso un fisico bilanciato, tonico e che verrà certamente notato in spiaggia durante l'estate!

Succhi: Estratti, Centrifugati e Frullati Freschi di Frutta e Verdura - Dimagrire, Disintossicarsi e Prevenire Con Gusto

Se stai cercando una soluzione semplice e veloce per saziare la tua fame combattendo il calore estivo, facendo una ricarica di nutrienti, antiossidanti ed enzimi, allora "Succhi: Estratti, Centrifugati e Frullati" è il libro per te.

Se non sai con certezza quale macchinario acquistare, qui troverai informazioni utili e una lista delle differenze tra estrattori di succo a freddo, centrifughe e frullatori, che potranno guidarti all'acquisto dello strumento adatto a te.

Potrai scoprire le incredibili qualità dei succhi verdi, divenuti famosi negli USA grazie al Dr. Max Gerson e al suo omonimo metodo per curare se stesso e i suoi pazienti dal cancro.

Se hai intenzione di intraprendere la sana abitudine di bere almeno un succo fresco di frutta e verdura al giorno ma non conosci ricette e ingredienti, in questo libro potrai trovare più di 30 ricette originali e gustose, perfette per ogni stagione dell'anno!

Ricette Di Bellezza: Più di 50 Ricette Per Cosmetici Naturali Fatti In Casa, Facili e Veloci

Sentirsi belle per noi donne è fondamentale. Farlo grazie a prodotti di cui ci possiamo fidare, è ciò che abbiamo sempre desiderato!

Grazie a questa guida, potrai scegliere tra più di 50 - cinquanta! - ricette per maschere, scrub e lozioni fatti in casa, in modo facile e veloce con ingredienti naturali ed economici!

Oggi è importante ritornare ad accettare ciò che la natura ci offre, poichè il mercato ci riempie di prodotti industriali ricchi di agenti chimici e di ingredienti che non riusciamo nemmeno a pronunciare.

Questi costosi flaconcini e bottigliette colorate promettono miracoli anti-invecchiamento, contro le rughe o per ogni tipo di pelle... ma funzionano davvero? La verità è che spesso, purtroppo, apportano più danni che benefici.

Le soluzioni più efficaci sono spesso le più semplici!

Ecco perchè ho deciso di raccogliere in questa guida le migliori ricette, usate fin dai tempi antichi, per mantenere la pelle giovane, fresca e soprattutto sana.

Maschere, scrub, lozioni naturali, a base di frutta, verdura e altri ingredienti facili da trovare nei supermercati o nei negozi di macrobiotica, per mantenere la bellezza e la vitalità della nostra pelle RISPARMIANDO!

I Segreti Del Riordino: Come Riordinare, Organizzare e Pulire Casa in Soli 3 Giorni!

Spesso l'idea di iniziare a riordinare e riorganizzare la nostra casa ci stuzzica, ma non abbiamo il coraggio, la voglia e la determinazione di portare a termine questo obiettivo.

Sono tre i motivi principali che portano certe persone a vivere nel disordine all'interno delle loro abitazioni: essi tendono a non buttare via le cose che non servono più; non ripongono gli oggetti negli appositi luoghi; possiedono semplicemente TROPPE cose rispetto al loro spazio vitale.

Forse tu sei una di queste persone! Ma non preoccuparti, ho buone notizie per te.

Se avrai determinazione, potrai riordinare e organizzare la tua casa in solo 3 giornate. All'interno di questo libro scoprirai come ciò non solo sia possibile, ma anche facile e rilassante grazie al piano d'azione che è già stato studiato per te.

All'interno di questa piccola guida troverai consigli utili e compiti pratici per ripulire ogni stanza della tua casa e poter finalmente vivere con serenità le tue giornate.

Niente più corse alla ricerca disperata di un oggetto prima di andare al lavoro!

www.ingramcontent.com/pod-product-compliance
Lightning Source LLC
Chambersburg PA
CBHW071222280526
45787CB00002B/766